全国高等医药院校规划教材

《金匮要略》临证菁华与应用

李云海　王彦春　主编

科学出版社
北　京

内 容 简 介

本教材以明赵开美校刻的《金匮要略方论》为蓝本，以原书第 2～22 篇所论述杂病分篇，按病分节，每节内容包括【经典回顾】【辨病思路】【证治特点】【医案列举】四部分。【经典回顾】是将《金匮要略》原文附录在上，方便学生回顾知识点。【辨病思路】和【证治特点】是本教材的重点，旨在帮助学生掌握张仲景诊治杂病的思路、方法、规律及其要领，培养学生独立思考、综合分析的能力，使其能更好地适应今后临床工作。内容包括病证辨析、病因病机分析、治法与方药分析。【医案列举】主要精选古今医案，以拓展学生临床辨治思路。

本教材是《金匮要略》学习的进一步强化，适合中医学、针灸推拿学、中西医临床医学等专业高年级本科生使用，也可以作为中医教育工作者和临床医务工作者继续教育使用的参考书。

图书在版编目（CIP）数据

《金匮要略》临证菁华与应用 / 李云海，王彦春主编. —北京：科学出版社，2020.8

ISBN 978-7-03-065749-7

Ⅰ. ①金… Ⅱ. ①李… ②王… Ⅲ. ①《金匮要略方论》-教材 Ⅳ. ①R222.3

中国版本图书馆 CIP 数据核字（2020）第 134171 号

责任编辑：郭海燕 白会想 / 责任校对：王晓茜
责任印制：徐晓晨 / 封面设计：蓝正设计

科学出版社 出版
北京东黄城根北街 16 号
邮政编码：100717
http://www.sciencep.com
北京中科印刷有限公司 印刷
科学出版社发行 各地新华书店经销
*
2020 年 8 月第 一 版 开本：787×1092 1/16
2020 年 8 月第一次印刷 印张：9
字数：247 000

定价：48.00 元

（如有印装质量问题，我社负责调换）

编 委 会

主　　编　李云海　王彦春

副 主 编　林连美　张志峰　桑红灵

编　　委　（按姓氏汉语拼音排序）

蔡　蓉　曹　姗　李云海

林连美　桑红灵　王彦春

杨　帆　张志峰

前　言

《金匮要略》为东汉张仲景所著，是中医四大经典之一。全书共25篇，前22篇收录原文398条，载方205首，被古今医家赞誉为“方书之祖”“医方之经”，是治疗杂病的典范。

本教材的编写宗旨是使《金匮要略》理、法、方、药与临床实际有机结合，为学生提供一部具有科学性、系统性、先进性、实用性、启发性、创新性，有利于培养与提高学生中医临床思维能力和实践能力的教科书。本教材以明赵开美校刻的《金匮要略方论》为蓝本，以原书第2篇至22篇所论述杂病分篇，按病分节，每节内容包括【经典回顾】【辨病思路】【证治特点】【医案列举】四部分。【经典回顾】是将《金匮要略》原文附录在上，方便学生回顾知识点。【辨病思路】和【证治特点】旨在帮助学生掌握张仲景诊治杂病的理法方药，内容包括病证辨析、病因病机分析、治法与方药分析。【医案列举】主要精选古今医案，以拓展学生临床辨治思路。

本教材中的痉病、湿病、暍病、百合病、狐蜮病、阴阳毒病等6个病的证治由李云海编写，疟病、中风病、历节病、血痹病、虚劳病、肺痿病等6个病的证治由张志峰编写，肺痈病、咳嗽上气病、奔豚气病、胸痹病、心痛病、腹满病等6个病的证治由桑红灵编写，寒疝病、宿食病、肝着病、脾约病、肾着病、痰饮咳嗽病等6个病的证治由林连美编写，消渴病、小便不利病、水气病、黄疸病、惊悸病、吐衄下血瘀血病等6个病的证治由蔡蓉编写，呕吐病、哕病、下利病、肠痈病、金疮病、浸淫疮病等6个病的证治由曹姗编写，手指臂肿病、转筋病、阴狐疝气病、蛔虫病、妇人妊娠病、妇人产后病、妇人杂病等7个病的证治由王彦春、杨帆编写。

本教材在编写过程中，得到编委会学校院系领导的大力支持，在此致以衷心的感谢。惟编者水平不高，其中不妥之处，还请同行批评指正。

编委会

2018年10月20日

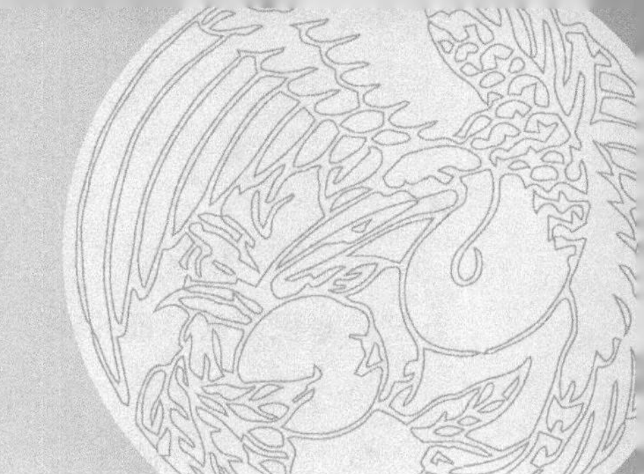

目 录

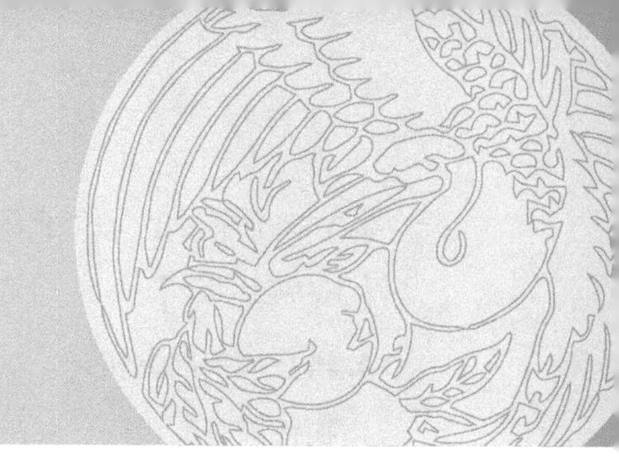

痉湿暍病脉证治第二

论一首　脉证十二条　方十一首

本篇论述了痉病、湿病和暍病的辨证论治。因此三病都因外感而发，起始都有太阳表证，故合为一篇讨论。

第一节　痉　病

痉，原书作“痓”，《千金要方》《金匮玉函经二注》及《金匮要略心典》等均作“痉”，故从之。痉病为邪在筋脉，经气不利，以项背强急，口噤不开，甚至角弓反张为主症。

【经典回顾】

太阳病，发热无汗，反恶寒者，名曰刚痉。（一）

太阳病，发热汗出，而不恶寒，名曰柔痉。（二）

太阳病，发热，脉沉而细者，名曰痉，为难治。（三）

太阳病，发汗太多，因致痉。（四）

夫风病，下之则痉，复发汗，必拘急。（五）

疮家，虽身疼痛，不可发汗，汗出则痉。（六）

病者，身热足寒，颈项强急，恶寒，时头热，面赤，目赤，独头动摇，卒口噤，背反张者，痉病也。若发其汗者，寒湿相得，其表益虚，即恶寒甚。（七）

发其汗已，其脉如蛇一云其脉浛，暴腹胀大者，为欲解，脉如故，反伏弦者，痉。（八）

夫痉脉，按之紧如弦，直上下行。一作筑筑而弦，《脉经》云：痉家其脉伏坚，直上下。（九）

痉病有灸疮，难治。（十）

太阳病，其证备，身体强，几几然，脉反沉迟，此为痉，栝蒌桂枝汤主之。（十一）

栝蒌桂枝汤方：

栝蒌根二两　桂枝三两　芍药三两　甘草二两　生姜三两　大枣十二枚

上六味，以水九升，煮取三升，分温三服，取微汗。汗不出，食顷，啜热粥发之。

太阳病，无汗而小便反少，气上冲胸，口噤不得语，欲作刚痉，葛根汤主之。（十二）

葛根汤方：

葛根四两　麻黄三两（去节）　桂枝二两（去皮）　芍药二两　甘草二两（炙）生姜三两　大枣十二枚

上七味，㕮咀，以水七升，先煮麻黄、葛根，减二升，去沫，内诸药，煮取三升，去滓，温服一升，覆取微似汗，不须啜粥，余如桂枝汤法将息及禁忌。

痉为病一本痉字上有刚字，胸满口噤，卧不着席，脚挛急，必龂齿，可与大承气汤。（十三）

大承气汤方：

大黄四两（酒洗）　厚朴半斤（炙去皮）　枳实五枚（炙）　芒硝三合

上四味，以水一斗，先煮二物，取五升，去滓，内大黄。煮取二升，去滓，内芒硝，更上火微一二沸，分温再服，得下止服。

【辨病思路】

1. 辨痉病病因病机

痉病病因分为内因、外因两方面。外因由“太阳病”“风病”而起，故以外感风寒为主；内因方面，条文中仅列举了误汗、误下而引发痉病的情况。如“太阳病，发汗太多，因致痉”，即太阳表证，若发汗太过，则伤津致痉。又“夫风病，下之则痉，复发汗，必拘急”，乃太阳中风本应汗解，反用下法，误治伤津致痉，复发汗津伤更甚，必筋脉拘急而抽搐。再者，“疮家，虽身疼痛，不可发汗，汗出则痉”，即指出疮家兼外感表证误汗，均可更伤津液，筋脉失养，以致痉病。故内因为津液不足。

风寒湿等外邪，侵袭人体，壅滞于经脉，以致气血运行不利，筋脉受病，失于濡养，拘急而成痉，或入里化热，热极生风或热结阳明，耗灼津液，导致筋脉拘急而发生痉病。所以其病机为外感风寒，津液不足，筋脉失养。

2. 辨外感痉病临床表现

《景岳全书·卷十二·痉证》提到：“痉之为病，强直反张病也。其病在筋脉，筋脉拘急，所以反张。其病在血液，血液枯燥，所以筋挛。”

痉病的病位在于筋脉，病机在于气血津液不足，筋脉拘急，故多为弦紧脉；筋脉强急，其脉亦见强直弦劲之象；再从原文“按之”两字来看，含有其脉沉紧、弦劲有力、重按不减之意；对于“其脉如蛇”，即沉伏不利缓曲如蛇行之状的脉象，历代注家有不同看法。一般认为是发汗后痉病的脉象所发生的变化。

本篇所论之外感痉病，其临床表现主要表现在三个方面：一是病变初期都有外感表证，如身热恶寒、时头热、足寒等；二是面赤、目赤等里热耗津之象；三是发痉证候，颈项强急、独头动摇、卒口噤、背反张等。外感痉病因外感表邪不同以汗出不恶寒和无汗恶寒为区别分为柔痉和刚痉。二者比较，刚痉相对较重。

外感痉病邪盛正虚，若表邪不得从外解，津液持续亏虚，正气不足，表邪就会逐渐入里化热，而表现阳明热盛里实。足阳明胃经起于鼻旁环口绕唇，入齿中，上至头下至足，阳明热邪耗伤津液，表现为发热、口渴、大便坚、苔黄燥、脉沉实有力，筋脉失于濡养，表现胸满、口噤、齘齿、卧不着席、脚挛急等发痉证候，病势较邪在太阳之表而发痉者，更为严重。

结合西医临床疾病，将破伤风、流行性脑脊髓膜炎、高热惊厥等引起的抽搐、角弓反张划入痉病范畴似乎不太确切。流行性肌张力障碍综合征，其病前多有恶寒发热、头痛、流涕等上呼吸道感染症状，与痉病的论述更吻合。

3. 辨痉病预后

外感痉病，有太阳表证，发热，脉当浮数或弦紧，若脉沉细者，为气血有亏，正气不足，无力御邪。若痉病伴有灸疮，灸疮部位多为腧穴所在，长期腧穴不闭并溃疡流脓血，势必伤及人体阴阳。这两种痉病正虚邪实，故难治。

痉病发作时口噤、颈项强直、角弓反张、腹部可呈凹陷状态。不发时，口噤、角弓反张等症状暂时缓解，腹部凹陷变为膨隆胀大、腹软。医家认为邪从腑出，见腹胀为欲解。但痉病是否真正解除，还应观察脉的变化，若虽有腹胀大，但脉象依旧是浮弦的，说明痉病未解，还应继续对病人进行治疗。一般而言，凡正盛邪退，由里出表的，预后较好，反之，邪盛正衰，由表入里的，预后较差。

【证治特点】

1. 太阳表证虚者为柔痉

外感痉病初起，邪在太阳之表，治疗以祛散表邪为主，使病从外解。柔痉伴有太阳中风证的发热、汗出等症状，桂枝汤解肌祛风，调和营卫，是太阳中风证的主方。但因柔痉的发生，除风邪在表外，还有内在津液不足，不能濡养经脉，原文“脉反沉迟”亦反映此种痉病内虚津液不足，故在解表时，不可径直用发汗法，而要时时顾护津液，故在桂枝汤的基础上加栝蒌根清热生津，“取微汗”。栝蒌桂枝汤用治柔痉，若有项背转侧不利之症，可加入葛根一味，有助于提高疗效。

2. 太阳表证实者为刚痉

刚痉亦为外感痉病初起，有发热恶寒无汗等太阳表证，病机乃风寒表实，宜用麻黄汤发汗解表，然原文“小便反少”说明内在津液不足，且“口噤不得语”说明筋脉失养，恐麻黄汤峻汗伤津，故当用葛根汤，此方有解肌发表、滋养津液、舒缓筋脉之效。服药后以“微似汗”为佳，以免过汗伤津，于病不利。

痉者邪盛正虚，外感痉病，有太阳表证，不可投发汗重剂，当扶正祛邪“取微汗”“微似汗”，使表邪徐徐从外而解，同时注意补充病人的津液气血，若误使大汗出，则卫气徒虚，而邪不能出，恶寒加重。

3. 阳明实热病痉，治以通腑泻热

刚痉、柔痉正邪相争，虽邪盛正虚，但病邪尚在表，可微汗祛邪，痉病自愈。若外邪传里，表证消失则为阳明实热痉，病邪在里，且痉者津液亏虚，不可发汗，因阳明痉病变化迅速，病势危急，治应当机立断，先用大承气汤，通腑泻热，急下存阴。大承气汤为攻下重剂，以防痉者邪去更伤津液，故病人用药后当大便得下时，止服，再依据辨证换用其他方药，顾护津液。

【医案列举】

案 1 患者，男，42 岁。主诉：头痛 2 个月余。2 个月余前患者沐浴，不慎感受风寒，随现恶寒发热、头身疼痛等症，服抗感冒药后，它症痊愈，唯余头痛，后服用布洛芬、盐酸氟桂利嗪、镇脑宁胶囊等治疗，头痛未愈。诊见：疼痛位于头顶两侧，循太阳经走向，呈阵发性掣痛，痛连颈项，皮肤拘紧不适，受寒更甚，舌淡红，苔薄白，脉浮紧。（胡明华，2012.栝楼桂枝汤治疗太阳经头痛 24 例［J］.中医临床研究，4（3）：98.）

思考：

（1）本案症状描述有何特征？

（2）本案的病因病机是什么？

（3）本案治疗原则是什么？可以考虑的方剂有哪些？

案 2 患者，女，29 岁，务农。患者产后 10 天，自恃体健而入溪中洗衣被，顿感寒冷，勉强返家，遂作头痛，项背强直，筋脉拘急，发热恶风，自汗出，胸腹满闷，肢体酸重，口不渴，纳呆，大便不行，小溲涩少，舌淡红，苔白腻，脉沉细迟。（陈静，2003.林上卿老中医治疗产后病经验介绍［J］.福建中医药，34（4）：14-15.）

思考：

（1）本案症状描述有何特征？

（2）本案的病因病机是什么？

（3）本案治疗原则是什么？可以考虑的方剂有哪些？

案 3　患者，男，60 岁。以“左侧肢体无力 2 个月”为主诉，刻下：2 个月前患中风，西医诊断为右侧基底节区脑梗死。左上肢体痉挛呈挎篮状，关节僵硬，活动受限。已行康复训练 1 个月，缓解不明显。形体较为肥胖，口干喜饮，汗多，纳可，寐尚可，大便偏硬，2 日一行，小便赤。既往高血压病史。体格检查：左侧肌张力较高，反射亢进。病理征阳性。舌淡暗，苔薄黄，脉浮弦。（杨春梅，陈立典，陶静，2012.古方今用瓜蒌桂枝汤［J］.辽宁中医杂志，39（8）：1599-1600.）

思考：

（1）本案症状描述有何特征？

（2）本案的病因病机是什么？

（3）本案治疗原则是什么？可以考虑的方剂有哪些？

案 4　患者，女，52 岁。由于长期伏案工作，致头颈强痛，肩、手麻木，经外院拍片确诊为颈椎病。经用牵引、针灸、理疗等手法进行治疗，但疗效不佳。后来求用中药治疗。症见头颈强痛，头晕目眩，上肢酸麻，腰痛，腿部酸痛、无力，伴有潮热、心烦等表现，舌红，苔白，脉沉细。（杨春平，2015.温建民教授内服中药辨证治疗颈椎病经验［J］.环球中医药，8（7）：870-871.）

思考：

（1）本案症状描述有何特征？

（2）本案的病因病机是什么？

（3）本案治疗原则是什么？可以考虑的方剂有哪些？

案 5　患者，男，56 岁。肌肉萎缩，自诉后背与项下之肌肉明显不充，塌陷，尤为怪者汗出、口渴、肩背作痛，两臂与手只能紧贴两胁，不能张开，亦不能举，如果强行手臂内外活动，则筋骨疼痛难忍，舌质红苔薄，脉弦细。（陈明，刘燕华，李方，1996.刘渡舟临证验案精选［M］.北京：学苑出版社：141.）

思考：

（1）本案症状描述有何特征？

（2）本案的病因病机是什么？

（3）本案治疗原则是什么？可以考虑的方剂有哪些？

第二节　湿　　病

湿邪致病，最早见于《五十二病方·婴儿索痉》，“索痉者，如产时居湿地久”所致，对湿之论述，《黄帝内经》《难经》已有较为系统的记载，本篇所论湿病为感受外湿并兼风夹寒，侵犯肌表，流注关节所致，以发热身重、骨节烦疼为主症。

【经典回顾】

太阳病，关节疼痛而烦，脉沉而细，此名湿痹。湿痹之候，小便不利，大便反快，但当利其小便。（十四）

湿家之为病，一身尽疼，发热，身色如熏黄也。（十五）

湿家，其人但头汗出，背强，欲得被覆向火。若下之早则哕，或胸满，小便不利，舌上如胎者，以丹田有热，胸上有寒，渴欲得饮而不能饮，则口燥烦也。（十六）

湿家下之，额上汗出，微喘，小便利者，死；若下利不止者，亦死。（十七）

风湿相搏，一身尽疼痛，法当汗出而解，值天阴雨不止，医云此可发汗，汗之病不愈者，何也？盖发其汗，汗大出者，但风气去，湿气在，是故不愈也。若治风湿者，发其汗，但微微似欲出汗者，

风湿俱去也。（十八）

湿家病身疼发热，面黄而喘，头痛鼻塞而烦，其脉大，自能饮食，腹中和无病，病在头中寒湿，故鼻塞，内药鼻中则愈。（十九）

湿家身烦疼，可与麻黄加术汤发其汗为宜，慎不可以火攻之。（二十）

麻黄加术汤方：

麻黄三两（去节） 桂枝二两（去皮） 甘草一两（炙） 杏仁七十个（去皮尖） 白术四两

上五味，以水九升，先煮麻黄，减二升，去上沫，内诸药，煮取二升半，去滓，温服八合，覆取微似汗。

病者一身尽疼，发热，日晡所剧者，名风湿。此病伤于汗出当风，或久伤取冷所致也。可与麻黄杏仁薏苡甘草汤。（二十一）

麻黄杏仁薏苡甘草汤方：

麻黄（去节）半两（汤泡） 甘草一两（炙） 薏苡仁半两 杏仁十个（去皮尖，炒）

上剉麻豆大，每服四钱匕，水盏半，煮八分，去滓，温服，有微汗，避风。

风湿，脉浮，身重，汗出恶风者，防已黄芪汤主之。（二十二）

防已黄芪汤方：

防已一两 甘草半两（炒） 白术七钱半 黄芪一两一分（去芦）

上剉麻豆大，每抄五钱匕，生姜四片，大枣一枚，水盏半，煎八分，去滓，温服，良久再服，喘者加麻黄半两，胃中不和者加芍药三分，气上冲者加桂枝三分，下有陈寒者加细辛三分。服后当如虫行皮中，从腰下如冰，后坐被上，又以一被绕腰以下，温令微汗，差。

伤寒八九日，风湿相搏，身体疼烦，不能自转侧，不呕不渴，脉浮虚而涩者，桂枝附子汤主之；若大便坚，小便自利者，去桂加白术汤主之。（二十三）

桂枝附子汤方：

桂枝四两（去皮） 生姜三两（切） 附子三枚（炮去皮，破八片） 甘草二两（炙） 大枣十二枚（擘）

上五味，以水六升，煮取二升，去滓，分温三服。

白术附子汤方：

白术二两 附子一枚半（炮去皮） 甘草一两（炙） 生姜一两半（切） 大枣六枚

上五味，以水三升，煮取一升，去滓，分温三服。一服觉身痹，半日许再服，三服都尽，其人如冒状，勿怪，即是术、附并走皮中逐水气，未得除故耳。

风湿相搏，骨节疼烦，掣痛不得屈伸，近之则痛剧，汗出短气，小便不利，恶风不欲去衣，或身微肿者，甘草附子汤主之。（二十四）

甘草附子汤方：

甘草二两（炙） 白术二两 附子二枚（炮去皮） 桂枝四两（去皮）

上四味，以水六升，煮取三升，去滓。温服一升，日三服，初服得微汗则解，能食，汗出复烦者，服五合。恐一升多者，服六七合为妙。

【辨病思路】

1. 辨湿病病因病机

湿病主要致病因素即湿邪。湿乃六淫之一，为长夏主气，是一种弥漫的、黏滞的水气，常侵犯痹阻人体肌肉、关节，可引起发热、身重、骨节疼痛的病证。湿病有外湿和内湿之分。外湿自外而入，多因气候潮湿，雾露浸渍，或涉水淋雨，或居处潮湿等，使外界湿邪乘机侵袭人体而致病。湿由外来，易兼夹风、寒、热诸邪为患。内湿自内而生，多因他病伤及内脏，脾肾阳虚，失于温运，水湿内停所致。外湿和内湿二者可互相影响，如外湿伤人后易影响脾运而产生内湿，素有内湿之人又极易感受外湿，正如尤在泾所言："土德不及而湿动于中，由是气化不速而湿侵于外。"湿为阴邪，易伤阳气，湿性重浊黏滞，易流注关节困滞肌肉，这是湿邪的性质和致病特点。

总之，湿病的发生，无论是外感或内生，皆与平素脾虚有关，如《素问·至真要大论》曰："诸湿肿满，皆属于脾"。另外，条文二十一指出："此病伤于汗出当风，或久伤取冷所致也。"由于汗出则腠理疏松，当风则汗孔闭塞，肌肉紧束，使汗出不彻，停留肌腠，亦可酿湿，或由于贪凉饮冷，久居潮湿之地产生寒湿。条文中除强调外邪侵袭为湿病发病的重要条件之外，亦重视正气不足在湿病发病中的地位。人体气血阴阳失调导致风寒湿邪极易趁虚而入，导致湿病的发生。《金匮要略·脏腑经络先后病脉证》曰："湿伤于下，雾伤于上……雾伤皮腠，湿流关节。"湿从外侵入，尚有清浊之分，清者上受之，浊者下受之。湿如雾露，游行散漫，从外感受，夹风夹寒；从内而生，淫于肌腠，流注关节，或遏郁阳气，或损伤阳气，或湿郁化热，致气血运行不畅，便见肢体关节疼痛等症。"风湿相搏，一身尽疼痛"是仲景对湿病病因病机及证候特征的概括。

2. 辨湿病临床表现

湿病的病位，多在肌肉关节之间，故条文中湿病的临床表现多以"身疼""身烦疼""一身尽疼""骨节疼烦掣痛""身重"等肌肉关节疼痛为主症。所论湿病，其症状与痹证的表现相类似。若湿邪伤上，侵犯清阳，则可兼见头重沉痛、鼻塞不利等症；湿为阴邪，如流注于下，影响肠道分清别浊的功能，又可兼见小便不利、大便稀溏等症，如"太阳病，关节疼痛而烦，脉沉而细者，此名湿痹。湿痹之候，小便不利，大便反快"。但无论兼见何症，总以肌肉关节的疼痛为主症。湿邪兼夹其他邪气或虚实夹杂为病则产生相应的证候：风湿在表化热可出现日晡所发热，风湿兼气虚者出现脉浮，身重，汗出恶风；风湿兼表阳虚者疼痛更加剧烈，难以耐受，脉浮虚而涩等；风湿兼表里阳气俱虚者则骨节疼烦，掣痛不得屈伸，汗出短气，小便不利，恶风，身肿。

现代中医已无湿病病名，多将其归为表证及痹证范畴。类似于现代医学之风湿性关节炎、类风湿关节炎等疾病。

3. 辨湿病预后

条文十六论述了湿病误下后的变证。湿家误下出现的变证有哕、胸满、小便不利、舌上如胎（舌苔白滑）。湿病误用攻下，则中阳虚而胃寒气逆为哕；胸阳虚而阴寒上乘则胸满；下焦阳虚气化失常，则小便不利；上焦有寒则见舌上如胎。

其预后，出现额上汗出、微喘、小便不利或下利不止等为死证。额上汗出，微喘是阳气上越之象；下利不止是阴津下脱之候，阴阳离决，故属死证。

【证治特点】

1. 湿病基本治则

本篇对湿病治疗提出两大基本治法，即外湿采用微汗祛湿法，内湿采用利小便法。外湿应用微汗祛湿是据风与湿致病性质决定的，因风性疏散易表解，湿性黏滞难骤除。湿又易伤阳气，如叶天士说"湿胜则阳微"。用微汗除湿治疗湿病，可照顾人体阳气，收到事半功倍之效。因湿邪流注肌肉关节，致阳气遏郁，痹阻不通，则湿难蒸发，治疗注意温通阳气，使阳气缓缓蒸腾发散，阴阳表里之气周流环转，营卫畅行。湿随微汗而解，风亦徐徐散之。若发之太骤，则轻浮者易去，而凝滞者难去，正如仲景告诫："盖发其汗，汗大出者，但风气去，湿气在，是故不愈也。若治风湿者，发其汗，但微微似欲出汗者，风湿俱去也。"汗法虽为外湿正治之法，但不能大汗，应以微微似欲汗出为度。要达到微汗除湿之目的，在用解表发汗药时，宜配以甘缓之品以制约发汗太过，或配以温阳利湿之品振奋阳气，化解湿邪，使邪去正复。若素有里湿又招致外湿者，内湿不甚，则内外同治，采用发汗佐以利小便之法；若内湿较重，出现小便不利，大便反快，宜先行利小便以通其阳气，阳气通则卫气盛于太阳之表，外湿亦可并除，或采用利小便佐以发汗之法。湿病虽以湿邪为主，但有内外湿之分，故治有"汗""利"之别。另外，湿邪又有夹风、夹寒、化热、伤阳之不同，当辨证准确，合理施法用药，才能收到满意效果。

2. 湿病分型论治

"太阳病，关节疼痛而烦"为外湿主症。太阳经行身之表，外邪皆能伤之，湿邪伤人，亦如风寒之先在太阳，但风寒多伤肌表，而湿易流注关节，故关节疼痛而烦。"小便不利，大便反快"是内湿特征，也是与外湿的鉴别要点。内湿多为外湿入里困脾，或脾失健运，聚而成湿，湿胜则濡泄，故大便反快；湿壅于内，阳气不化，故小便不利。湿性濡滞，非阳不化，故发汗、利小便的同时应固护阳气，同时不可妄用大汗、火攻和下法。

具体方证应用上，应根据风、湿的轻重及体内阳气虚弱的程度分别采用不同的治疗方法。寒湿在表，无汗而身烦疼，属表实的，用麻黄加术汤解表散寒化湿；风湿有化热倾向，症见一身尽疼，发热日晡所剧者，用麻黄杏仁薏苡甘草汤解表祛湿清化；风湿表虚，症见脉浮、身重、汗出恶风者，用防己黄芪汤益气固表化湿；若阳气已虚，风湿恋滞，宜助阳化湿，其中身体疼烦，不能自转侧，脉浮虚而涩，或大便坚、小便利者，为风湿兼表阳虚，可根据其风与湿的偏胜，分别选用桂枝附子汤或白术附子汤；若见骨节疼烦掣痛，不得屈伸，近之则痛剧，兼有汗出短气、恶风、身微肿、小便不利等症，为风湿并重，表里阳气俱虚，可用甘草附子汤振奋表里之阳气，祛除风湿。

【医案列举】

患者，女，36岁。患慢性风湿性关节炎10多年，经常发作，久治不愈。近来关节酸重疼痛，恶风，稍动则汗出，头眩心悸，食少便溏，面色萎黄，舌淡苔白，脉濡缓。（王兴华，1986.张谷才从脾胃论治验案[J].湖北中医杂志，（4）：10.）

思考：

（1）试谈本案的中医诊断及病机分析。

（2）写出具体处方及用药分析。

第三节　暍　病

暍者，暑也。暍病即伤暑，对暑之论述早在《素问·热论》中就有明确记载："凡病伤寒而成温者，先夏至日者为病温，后夏至日者为病暑，病者当与汗皆出，勿止。"晚清雷少逸《时病论》亦云："其时天暑地热，人在其中，感之皆称暑病。"认为暑病是季节性的时令病。暍之为病，以发热身重、汗出烦渴、少气脉虚为主症。

【经典回顾】

太阳中暍，发热恶寒，身重而疼痛，其脉弦细芤迟。小便已，洒洒然毛耸，手足逆冷，小有劳，身即热，口开，前板齿燥。若发其汗，则其恶寒甚；加温针，则发热甚；数下之，则淋甚。（二十五）

太阳中热者，暍是也。汗出恶寒，身热而渴，白虎加人参汤主之。（二十六）

白虎加人参汤方：

知母六两　石膏一斤（碎）　甘草二两　粳米六合　人参三两

上五味，以水一斗，煮米熟汤成，去滓，温服一升，日三服。
太阳中暍，身热疼重而脉微弱，此以夏月伤冷水，水行皮中所致也。一物瓜蒂汤主之。（二十七）
一物瓜蒂汤方：
瓜蒂二十个
上剉，以水一升，煮取五合，去滓，顿服。

【辨病思路】

1. 辨暍病病因病机

《黄帝内经》对暑病的病因、发病季节、临床症状做了简要描述，如《素问・热论》曰“凡病伤寒而成温者，先夏至日为病温，后夏至日为病暑”，《素问・生气通天论》曰“因于暑，汗，烦则喘渴，静则多言，体若燔炭，汗出而散”，《素问・刺志论》曰“气虚身热，得之伤暑”，而在治疗方面只是提到“暑当与汗皆出，勿止”（《素问・热论》）。这一治法与注意事项，即吴瑭所称的“无止暑之汗，便是治暑之法”。仲景继承《黄帝内经》对暑病的认识，对暍病的病因病机、证治进行论述，条文虽然只有3条，但论证已提纲挈领，方只有两首，而治法已俱，为后世认识暑邪性质及诊治暑邪所致疾病奠定了基础。

暍者，暑也。中暍即中暑，暍病即伤暑，正如王肯堂所说：“中暍、中暑、中热，名虽不同，实一病也。谓之暍者，暑热当令之时，其气因暑为邪耳。”但与后世烈日下远行、猝然昏倒之中暑有所不同，本病证是夏令触冒暑邪，或贪凉饮冷、汗出入水而得的一种急性外感热病。正如钱天来说：“暍者，盛夏暑热中人之邪气也。”暑亦六淫之一，故先伤太阳而为寒热也，病之初起每见恶寒发热的太阳见证，然中暍恶寒，伤寒亦恶寒，但二者病机不同，中暍恶寒乃因腠理开泄，汗出太多所致，伤寒恶寒则因腠理闭塞，阳气被郁所致。如魏念庭所说：“太阳中暍，暑热客皮肤之外，内热盛躯壳之里。发热者客邪在表，恶寒者热甚于里也。”尤在泾亦言：“热气入则皮肤缓，腠理开，开则洒然寒，与伤寒恶寒者不同。”

暑为阳邪，易耗气伤津，其病多呈气阴两伤，阴阳不足，喻嘉言所谓“夏月人身之阳以汗而外泄，人身之阴以热而内耗，阴阳两俱不足”。太阳内合膀胱，外应皮毛，小便之后，热随尿失，一时阳气虚馁，则形寒毛耸，阳虚不温四肢，则手足逆冷，若稍有劳动，则阳气外浮而身热、口开气喘。故本证实属机体不能适应炎热气候，因虚而致之病，热不甚高，虚象却很突出。表里异气，虚实错杂，故汗、下、温针等伤阳劫阴治法，皆所当禁，若发汗则更伤阳气而恶寒加甚，温针则更助暑邪而发热加剧，攻下则更伤其阴而津液内竭，皆属误治之变。暑邪中人，或成热盛之证，或夹湿邪，又易伤阳，多由夏月贪凉饮冷或汗出入水，水行皮中，阳气被遏成伤暑夹湿之证。《金匮要略心典》言：“暑之中人也，阴虚而多火者，暑即寓于火之中，为汗出而烦渴；阳虚而多湿者，暑即伏于湿之内，为身热而疼重。”

2. 辨暍病临床表现

本篇所言暍病主要由外感所致，所以其脉证皆有太阳表证，初起症见发热恶寒等。但伤暑之恶寒乃为汗出多而腠理空虚所致，故汗出在先，而后恶寒。暑气通心，故可见烦躁等症。再根据有无兼夹湿邪，可分为伤暑偏于热盛和伤暑偏于湿盛证候。偏于热盛则症见发热、汗出，伤津则见口渴、口舌干燥、前板齿燥、小便短赤等，耗气则见倦怠少气、脉虚等，伤阳则见手足逆冷、小有劳身即热等，阴阳两虚则可见脉弦细或芤迟。偏于湿盛，则症见身热而疼重、脉微弱。

3. 辨暍病预后

暑为热之极，致病迅速，变化较多，初起虽有外感表证见证，但极易化热入里而成里热炽盛之证，暑气通心，易入心营与引动肝风，故甚则可生痰生风闭窍，出现神昏、痉厥等危重症候。因其耗气伤津的特点，病变过程常有津气耗损之象，甚则可见津气欲脱的危重症候。因易夹湿邪，病变发展过程中，湿邪亦可化热化燥，使津气损伤更重。后期阶段，暑热渐退而津气未复，大多表现为正虚邪恋之证。

若经误治，亦可加重病情，如发汗则恶寒加重，温针则发热加剧，攻下则小便淋涩。

【证治特点】

1. 据湿、热偏重分型论治

暍病虽为外感之病，但切不可因其外感发热恶寒之证而贸然发汗，亦不可因为其恶寒汗出而误认为寒，妄用热剂。此病实为虚实错杂之证，内有津气阴阳俱虚，外有暑湿实邪，故治当兼顾，然暑多夹湿，遂清热的同时还应散湿，但湿热有偏重之分，治亦有轻重之别。若偏于热盛，如《金匮要略心典》所言："发热汗出而渴，表里热炽，胃阴待涸，求救于水，故与白虎加人参以清热生阴，为中暑而无湿之法。"因其热盛，故用白虎汤以清热祛暑，而暑伤津气，故加人参以生津益气，是为暍病正治法。若偏于湿盛，亦如《金匮要略心典》所载："故暑病恒以湿为病，而治湿即所以治暑。瓜蒂苦寒，能吐能下，祛身面四肢水气，水去而暑无所依，将不治而自解矣。此治中暑兼湿者之法也。"故仲景方用一物瓜蒂汤治之。暑因湿入，而暑反居湿之中，阴包阳之象也，治之者一如分解风湿之法，辛以散湿，寒以凉暑可矣，现临床一物瓜蒂汤很少出现，多用三物香薷饮、新加香薷饮等。

2. 据症情变化随证治之

因暑邪特点易耗气伤津，夹湿又可伤阳，加之人之禀赋各不同，故临床变化极多，各有偏重，当辨清病机，随证治之。如本篇二十五条太阳中暍证型的描述，证见津气两伤偏重，而热不甚高，仲景未附方，后世多用东垣清暑益气汤，重在升阳益气除湿，适于元气本虚，又伤于暑湿耗伤阳气之证。若暑热伤阴偏重，湿象不显，则宜用王孟英清暑益气汤，偏于凉润，重在养阴生津。若暑湿偏于表，可与藿香正气散或香薷饮加减，解表疏风，透湿祛暑。

【医案列举】

案 1　住三角街梅寄里屠人吴某之室，病起四五日，脉大身热，大汗，不谵语，不头痛，惟口中大渴。时方初夏，思食西瓜，家人不敢以应，乃延予诊。（曹颖甫，1979.经方实验录［M］.上海：上海科学技术出版社：21-22.）

思考：

（1）试述本案的中医诊断及病机分析。

（2）写出具体处方及用药分析。

案 2　予治新北门永兴隆板箱店顾王郎，亲试之。时甲子六月也，予甫临病者卧榻，病者默默不语，身重不能自转侧，诊其脉则微弱，证情略同太阳中暍，独多一呕吐。考其病因，始则高粱酒大醉，醉后口渴，继以井水浸香瓜五六枚，猝然晕倒。（曹家达，2007.曹氏伤寒发微［M］.汤晓龙，点校. 福州：福建科学技术出版社：274-275.）

思考：

（1）结合本篇内容，本案的中医诊断是什么？

（2）本病的病因病机如何分析？

（3）写出处方及用药分析。

百合狐蜮阴阳毒病脉证治第三

论一首　脉证三条　方十二首

本篇论述了百合病、狐蜮病、阴阳毒的辨证论治。此三病的临床表现都多有变幻无常的神志方面症状，故合为一篇讨论。

第一节　百　合　病

百合病以精神恍惚不定、口苦、小便赤、脉微数为特征，“百脉一宗，悉致其病”为病机。

【经典回顾】

论曰：百合病者，百脉一宗，悉致其病也。意欲食复不能食，常默默，欲卧不能卧，欲行不能行，饮食或有美时，或有不用闻食臭时，如寒无寒，如热无热，口苦，小便赤，诸药不能治，得药则剧吐利，如有神灵者，身形如和，其脉微数。

每溺时头痛者，六十日乃愈；若溺时头不痛，淅然者，四十日愈；若溺快然，但头眩者，二十日愈。其证或未病而预见，或病四五日而出，或病二十日，或一月微见者，各随证治之。（一）

百合病，发汗后者，百合知母汤主之。（二）

百合知母汤方：

百合七枚（劈）　知母三两（切）

上先以水洗百合，渍一宿，当白沫出，去其水，更以泉水二升，煎取一升，去滓；别以泉水二升，煎知母，取一升，去滓；后合和煎，取一升五合，分温再服。

百合病下之后者，滑石代赭汤主之。（三）

滑石代赭汤方：

百合七枚（劈）　滑石三两（碎，绵裹）　代赭石（如弹丸大一枚，碎，绵裹）

上先以水洗百合，渍一宿，当白沫出，去其水，更以泉水二升，煎取一升，去滓；别以泉水二升煎滑石、代赭，取一升，去滓；后合和重煎，取一升五合，分温服。

百合病吐之后者，百合鸡子汤主之。（四）

百合鸡子汤方：

百合七枚（劈）　鸡子黄一枚

上先以水洗百合，渍一宿，当白沫出，去其水，更以泉水二升，煎取一升，去滓，内鸡子黄，搅匀，煎五分，温服。

百合病，不经吐、下、发汗，病形如初者，百合地黄汤主之。（五）

百合地黄汤方：

百合七枚（劈）　生地黄汁一升

上以水洗百合，渍一宿，当白沫出，出其水，更以泉水二升，煎取一升，去滓，内地黄汁，煎取一升五合，分温再服。中病，勿更服。大便当如漆。

百合病一月不解，变成渴者，百合洗方主之。（六）

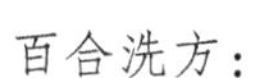

百合洗方：

上以百合一升，以水一斗，渍之一宿，以洗身，洗已，食煮饼，勿以盐豉也。

百合病，渴不差者，栝蒌牡蛎散主之。（七）

栝蒌牡蛎散方：

栝蒌根　牡蛎（熬）等分

上为细末，饮服方寸匕，日三服。

百合病变发热者一作发寒热，百合滑石散主之。（八）

百合滑石散方：

百合一两（炙）　滑石三两

上为散，饮服方寸匕，日三服。当微利者，止服，热则除。

百合病见于阴者，以阳法救之；见于阳者，以阴法救之。见阳攻阴，复发其汗，此为逆；见阴攻阳，乃复下之，此亦为逆。（九）

【辨病思路】

1. 辨百合病病因病机

百合病多发生在外感热病之后，隋代巢元方《诸病源候论》认为“百合病者……多因伤寒虚劳大病之后不平复变成斯病矣”，认为外感伤寒是百合病初始因素，发病后逐渐由实致虚，即百合病多发于热病之后，为心肺阴液耗损，或余热未尽消烁阴液致心肺阴虚；百合病的另一致病因素为伤于情志，明代赵以德在《金匮方论衍义》中指出百合病与情志因素密切相关，多因“情志不遂或因离绝菀结或忧惶煎迫”所致。清代吴谦在《医宗金鉴·订正仲景全书金匮要略注》中，依据原文“其证或未病而预见”提出百合病乃由“伤寒大病之后，余热未解，百脉未和或平素多思不解，情志不遂；或偶触惊疑，卒临景遇，因而形神俱病，故有如是之现证也”，对百合病的病因明确提出了情志致病之说，其机理为情志不遂，日久郁结化火，消烁阴液而致心肺阴虚。

总之，百合病的发生，无论是发于热病之后，还是因情志致病，皆因心肺阴虚内热所致。篇中“百脉一宗，悉致其病”是对百合病病机的高度概括。人身之血脉，分之为百脉，合之为一宗，由于心主血脉，肺主治节、朝百脉，故心肺为人体百脉之主管和统辖，“一宗”实指心肺。若心肺功能正常，则气血通畅，百脉调和；若心肺阴虚内热，则气血失调而百脉受累，症状百出，形成百合病。

2. 辨百合病临床表现

百合病的临床表现，首先是心肺阴虚内热引起的心神不安及饮食失调等症状，如“意欲食复不能食，常默默，欲卧不能卧，欲行不能行，饮食或有美时，或有不用闻食臭时，如寒无寒，如热无热”“如有神灵者，身形如和”，其次是阴虚内热引起的“口苦，小便赤，脉微数”。此外，因本病为热病，若误用吐法，则可出现呕吐，若误用下法，则可出现下利。再者，本病尚可通过小便时伴随的症状表现来分析病情轻重，病情由轻到重依次为：小便不艰涩，头眩；小便时头不痛，恶寒，怕风；小便时头痛。

现代医学认为，百合病相当于各种神经官能症和自主神经功能紊乱。神经官能症的发病通常与不良的社会心理因素有关，不健康的素质（思想和躯体）和人格特性常构成发病的基础。自主神经功能紊乱与遗传、素质、性别、生物机体、年龄、社会因素有关。

3. 辨百合病预后

本篇第一条原文“每溺时头痛者，六十日乃愈；若溺时头不痛，淅然者，四十日愈；若溺快然，但头眩者，二十日愈”中“二十”“四十”和“六十”只是一种向愈时间的比较而非具体时间，同时结合小便时的表现提出三种病情轻重程度及对疾病转归的影响。清代尤在泾的《金匮要略心典》中有云：“夫膀胱者，太阳之腑，其脉上至巅顶，而外行皮肤。溺时头痛者，太阳乍虚，而热气乘之也；淅然快然则递减矣。”头是诸阳之会，溺时阴液下泄，阳气随之下陷，因此根据小便时的表现和感觉来判断百合病的预后，是有一定意义的。溺时头痛，是尿时阳气随阴下陷，提示阳虚较重，因此病程相对较长；溺时头虽不痛，但全身淅然恶风，这是阳气偏虚的表现，严重程度一般，因此病程虽不会太长，但也不会很快转愈；溺时快然，但头眩者，是邪气渐衰而阳气虚亦不甚，尿时畅快提示阴阳调和，头眩仅是清阳稍有不足的表现，所以病情一般较轻，很快就会痊愈。

【证治特点】

1. 正治及变治

百合病临床以心肺阴虚内热所导致的口苦、小便赤、脉微数为主要诊断依据。伴见如意欲食复不能食，欲卧不能卧，欲行不能行，如寒无寒，如热无热等症，病情恍惚，难以捉摸，似有神灵作祟。治宜养心润肺，益阴清热，治以百合地黄汤。但此病容易误治失治，因而治疗又有不同。

（1）若出现“如寒无寒”“口苦小便赤”“每溺时头痛”等症状会误认为是邪郁肌表，以发汗论治，则会更损其阴液，出现心烦口燥、舌红少苔、午后潮热、大便干结、小便短赤等阴虚症状。此时治宜滋阴清热并重，治以百合知母汤。

（2）若因“意欲食复不能食”一症误认为本病为里热实证而径用下法，则既伤津助热，导致小便短赤而涩，又伤及胃气，出现呕吐、呃逆等症。故治宜养阴清热，利水降逆，治用滑石代赭汤。

（3）若因“欲饮食，或有美时，或有不用闻食臭时”则误认为此为食滞胃脘所致而使用吐法治之，虚作实治，则会导致吐之后肺胃之津液更伤、燥热更显，而引起胃中不和、虚烦不安等诸症，治宜养心胃阴，以安脏气，治以百合鸡子汤。

（4）百合病长久拖延容易发生变证。一是变热，百合病本无发热，但原文中说“百合病变发热者”，实质上是因为内热炽盛，不得下行，郁于肌表所致。临床症见百合病心神不宁、常默默、口苦、小便数、脉微数等本证之外，尚有明显的发热症状，而不仅仅是“如热无热”。故治宜滋阴润肺，清热利尿，治以百合滑石散。二是变渴，百合病变渴，多是因为阴虚日久化热，亦耗肺阴所致，临床上除了百合病本证外，尚有口渴欲饮的症状。对此，仲景根据渴的程度给出了两种不同的方法。若化热较轻者，则“以百合一升，以水一斗，渍之一宿，以洗身”。而对于热象较重者，仅此一药外洗，恐病重药轻，因此治以栝蒌牡蛎散，清热生津，使热除津复，口渴自除。

2. 方药解析

百合地黄汤方中百合甘寒，清气分之热，地黄汁甘润，泻血分之热。日本丹波元简在《金匮玉函要略辑义》中言：“地黄汁，服之必泻利，故云中病勿更服。”亦如陈灵石所说：“皆取阴柔之品，以化阳刚，为泻热救阴法也。泉水下热气，利小便，用以煎百合，增强其清热之效。”清代徐忠可《金匮要略论注》云：“加之泉水以泻阴火，而阴气自调。”

百合知母汤，以百合养阴润肺，清心安神，知母上能泻肺火，清上焦虚热，下能滋肾水，治命门相火有余。使下源不亏，上源不竭。《古方选注》曰：“君以百合，甘凉清肺；佐以知母，救肺之阴，使膀胱水脏知有母气，救肺即所以救膀胱，是阳病救阴之法也。”故仲景拟此方用于治疗百合病，发汗之后，汗出伤阴，除心肺阴虚之外，另有肾阴不足、相火有余之证。

滑石代赭汤，由百合地黄汤去地黄加滑石、代赭石，其中滑石、泉水清热利尿，代赭石降逆和胃，共奏清热润肺、和胃降逆之功。

百合鸡子汤，为百合地黄汤去地黄加鸡子黄，方用百合又可安神志，鸡子黄入脾胃经，润脾胃之燥。如黄元御云："百合鸡子黄汤，百合清肺热而生津，鸡子黄补脾精而润燥也。"

百合滑石散，百合养阴润肺以补益肺阴之虚，滑石引热下行，使热邪有出路，从小便而去。

3. 治法有外洗、内服两种方式

百合病经久不愈，变为渴欲饮水，是邪聚于肺，肺阴被伤，津液不能四布之故，百合洗方，取肺合皮毛，其气相通之意，以收滋阴润燥之效。若化热较轻者，则"以百合一升，以水一斗，渍之一宿，以洗身"。关于百合，尤在泾在《金匮要略心典》中云："百合味甘平微苦，色白入肺，治邪气，补虚清热。"百合水经过渍一宿之后，即变为甘凉之水，通过甘凉之水去身热，效果自然显著。

本证中尚须注意煎服法"中病，勿更服"，即中病即止，不可过服，以防止伤正气。

【医案列举】

案 1 患者，男，60 岁。1 年前因琐事与家人争吵，遇车祸惊吓（未受外伤）后，出现情绪低落，悲伤欲哭，心中懊侬，头痛而胀，卧寝不安，每天睡眠少于 5 小时。西医拟诊神经官能症，给予多塞平、谷维素口服治疗，症状稍有改善。近 2 个月症状加重，并出现行为异常，伴乏力，动则汗出，求诊于中医。诊见：患者情绪低落，饥不欲食，口渴，小便赤，大便干燥，舌红，少苔，脉滑数。（于华红，张甦颖，2015.论百合病脏腑辨证［J］.河南中医，35（3）：455-456.）

思考：

（1）试谈本案的中医诊断及病机分析。

（2）写出具体处方及用药分析。

（3）分析本案，可以对后世治疗神志异常的病证有何启示？

案 2 患者，男，32 岁。患者既往体健，2009 年 6 月出现持续情绪低落，时有莫名悲伤，精力持续减退，坐立时哈欠连连，记忆力减退，对以往喜欢的运动丧失兴趣，夜间失眠严重，多梦，注意力不能集中，思考能力下降。体重减少，食欲减退，同时伴有心悸，大便干结，数日行 1 次。患者曾予中医治疗，无明显变化，遂求诊于我处。刻诊：面色黧黑，精神萎靡，舌红，苔厚、黄腻，脉弦数。（姜浩，2012.百合知母汤加味治疗抑郁症 1 例［J］.河北中医，34（4）：542-542.）

思考：

（1）本案属于中医的何种病证？

（2）结合本篇内容，如何进行病机分析？

（3）写出具体处方及用药分析。

第二节　狐　䘌　病

狐䘌病以口咽及前后二阴溃疡为主要特征，常伴目赤如鸠眼，甚或化脓，三部病变相连或先后交替出现，如狐疑惑乱，变化莫测，是一种反复发作的广泛性、全身性疾病。其主要病机为湿热虫毒之邪损伤脏腑经络。

【经典回顾】

狐䘌之为病，状如伤寒，默默欲眠，目不得闭，卧起不安，蚀于喉为䘌，蚀于阴为狐，不欲饮食，恶闻食臭，其面目乍赤、乍黑、乍白。蚀于上部则声喝一作嗄，甘草泻心汤主之。（十）

甘草泻心汤方：

甘草四两　黄芩三两　人参三两　干姜三两　黄连一两　大枣十二枚　半夏半升

上七味，水一斗，煮取六升，去滓再煎，温服一升，日三服。

蚀于下部则咽干，苦参汤洗之。（十一）

苦参汤方：

苦参一升

以水一斗，煎取七升，去滓，熏洗，日三服。

蚀于肛者，雄黄熏之。（十二）

雄黄

上一味为末，筒瓦二枚合之，烧，向肛熏之。《脉经》云：病人或从呼吸上蚀其咽，或从下焦蚀其肛，阴蚀上为䘌，蚀下为狐，狐䘌病者，猪苓散主之。

病者脉数，无热微烦，默默但欲卧，汗出，初得之三四日，目赤如鸠眼；七八日，目四眦一本此有黄字黑。若能食者，脓已成也，赤小豆当归散主之。（十三）

赤小豆当归散方：

赤小豆三升（浸，令芽出，曝干）　当归三两

上二味，杵为散，浆水服方寸匕，日三服。

【辨病思路】

1. 辨狐䘌病病因病机

对狐䘌病病名病因的认识主要有两种观点。其一，病名当为狐惑，取其狐疑惑乱之义。首先，西晋代王叔和与宋代林亿等编次校订的《金匮要略方论》版本中，狐惑病之“惑”均为“惑”字，从《金匮要略》传承的源流来看，其记载当最为接近仲景所书之原貌。其次，宋人张杲在其《医说》中云：“古之论病，多取象比类，使人易晓……以时气声嗄咽干，欲睡复不安眠为狐惑，以狐多疑惑也。”何任在《金匮要略新解》中也持同样观点，指出狐惑病是因患者“面色变幻和脉象的无定而颇使人惑乱狐疑。”持此说者，认为狐惑病因为湿毒致病。其二，病名当为狐䘌，病因为虫蚀上下。此说自元代赵以德首注《金匮方论衍义》提出“狐䘌病，为虫蚀上下”开始，以清代唐容川在《金匮要略浅注补正》中所说的“狐惑二字对举，狐字着实，惑字托空，文法先后不合矣……虫蚀咽喉何惑之有？盖是字之误耳”影响最大，朱荣达曾撰文提出“䘌与狐两字的共同特点是都指一种能喷射恶物而袭人的动物……所不同的是䘌可含水射人，‘含’者意指在口，而狐则是从后喷出恶气，这与‘蚀于上为䘌，蚀于下为狐’所指的部位也正相合。”现今中医高等院校教材《金匮要略讲义》也从此说，是又一例证。其实，“湿热蕴毒”与所谓“虫蚀”二者并不矛盾，二者应统一起来理解。湿热蕴毒为病之机，而类似“虫蚀”之症状的出现为病之极。诚然，湿热为患可导致多种疾病，但狐䘌病乃湿热蕴毒较重，以致达到湿朽霉烂的程度。故在临床表现上，常表现出湿热充斥上下内外，面色变化无常，心神惑乱不定的全身症状及类似“虫蚀”阴部、咽喉及眼目的局部症状。前者为一般症状，后者为特有症状，无此不足以诊断。

咽口、二阴为湿润之地，又为关窍所通，易感染腐化湿热虫毒。内生湿热多源于肝脾，肝郁化热，脾虚生湿，热重则湿热毒邪上蒸，口眼蚀烂；湿重则湿热毒邪下注，前后阴蚀烂。肝脉络阴器，开窍于目，心开窍于舌，肾开窍于二阴，虽然狐䘌病早期的口、眼、二阴蚀烂，与晚期的口、眼、二阴糜烂在病损部位上无甚区别，但病变程度及所涉及的脏腑却有所不同。前者为肝热脾湿相合，湿毒循肝经上下为患；后者为湿、热、瘀、虫毒久郁不解，病及心肾。正虚邪恋，秽浊之邪黏腻难解，是本病反复发作，经久不愈之关键所在。

2. 辨狐䘌病临床表现

狐䘌病是湿热化生虫毒所致。湿热内蕴，热扰心神，表现为身热心烦，故曰“状如伤寒”；虫

毒上蚀咽喉，下蚀前后二阴，由于口、咽喉及前后二阴溃烂、疼痛、瘙痒，患者痛苦难当，躁扰不眠，久则精神困倦，疲劳不堪，欲睡不得，故曰："默默欲眠，目不得闭，卧起不安"；湿热内停，蕴于肠胃，脾胃不和，故"不欲饮食，恶闻食臭"；邪正相争，病色现于面部，当病情减轻时精神欢快，面色红润，反之则精神抑郁，面色㿠白，甚或青黑，故"其面目乍赤、乍黑、乍白"。故狐蜮之病，临床表现较多，须细细审查，以免贻误。

狐蜮病见脉数、微烦、默默但欲卧，为里热壅盛之表现；无热汗出，表示病不在表，说明血分有热；肝藏血，血中蕴热，随肝经上注于目，则见目赤如鸠眼；目四眦黑，为热极似水之象，说明火热过甚，气血腐败，脓已酿成；能食，说明脾胃未伤。但从临床观察看，本病初起即见眼部症状者比较少见，往往要经过两三年的反复发作后才会出现。其眼部症状，最初表现为红赤，并可兼见畏光肿痛，视力渐退，甚则两目由红赤转为暗黑，若不及时治疗，可以致盲。

现代医学认为，狐蜮病相当于白塞综合征（又称白塞病，或口-眼-生殖器三联综合征），是一种罕见的免疫介导的全身性血管炎，表现为口疮病、生殖器溃疡和复发性葡萄膜炎与眼前房积脓的三联征。其病因尚待阐明，不过大多数医家都认同免疫-基因-环境因素是其发病的主要致病因素。

中国中医药学会白塞综合征专业组于 1993 年拟定狐蜮病诊断标准如下：主证：①反复发作的口腔溃疡；②皮肤损害，包括结节性红斑，或痤疮样结节，或丘疹脓疱样损害，或毛囊炎，或针刺样反应等；③多发性生殖器溃疡；④眼损害，虹膜睫状体炎，或角膜炎，或结膜炎，或前房积脓。次证：①关节痛或关节炎；②消化道症状（食欲不振、腹胀、腹泻或便秘）；③动静脉炎；④神经系统症状。

3. 辨狐蜮病预后

狐蜮病以女性多见，主要发病年龄为 16～40 岁，一般病情较轻，预后良好。如累及心脏大血管、消化道、神经系统者，其预后则与受累脏器及其严重程度有关。狐蜮病初期为肝热脾湿相合，湿热循肝经上下为患；后期为湿热虫毒久郁不解，病及心肾，气阴两虚，正虚邪恋，秽浊之邪黏腻难解，疾病反复发作，经久不愈。

【证治特点】

湿热虫毒侵蚀咽喉为蜮，可用甘草泻心汤治之；侵蚀下部二阴为狐，在前阴用苦参汤外洗，在肛门用雄黄熏法；狐蜮酿脓者，用赤小豆当归散。

狐蜮病虽本于湿热，但病有新久不同，人有体质差异，临床应随证治之。病属湿热内蕴者用甘草泻心汤化裁治疗。方中甘草用量宜重。若前阴溃疡加地肤子，肛门蚀烂加炒槐角，眼部损害加密蒙花、草决明，口腔溃疡可外用冰硼散、锡类散等。若肝经湿热明显，症见口苦、溲赤、心中懊侬、失眠者，可加龙胆草、黄柏、木通、车前子、赤小豆等。若脾气虚衰，形瘦发热，神疲肢倦者，可合用补中益气汤以清解湿热，升清降浊。本病在临床症状上变幻不定，后世医家从阴虚火热、肝肾阴虚、肝脾湿热等方面考虑，临证用方上除甘草泻心汤外亦有龙胆泻肝汤、导赤散、知柏地黄汤等。

【医案列举】

案 1　患者，男，72 岁。自诉咽喉部反复感染 3 月余，经多方抗生素及中药清热解毒法反复治疗效果不佳，遂来就诊。现症：咽部疼痛剧烈，左咽后壁可见一大小约 0.8cm×0.2cm 白色假膜，伴口干，夜间甚，鼻干，目干涩，吞咽困难，口苦，每日黎明腹泻，舌红略暗苔白微厚，脉弦。（王紫晨，周洁，2015.周洁教授治疗狐惑病验案一则［J］.内蒙古中医药，34（12）：31-32.）

思考：

（1）本案症状描述有何特征？

（2）本案的病因病机是什么？
（3）本案当如何辨证立法？宜选何方？

案 2 患者，女，27 岁。经行不定期，色暗有块，口腔溃疡，腿红疹，外阴溃疡 2～3 天，畏寒，乏力，舌尖红，苔黄，脉滑数。（庞作为，姜德友，2014.姜德友教授从脾胃湿热论治狐惑病［J］.新中医，46（8）：16-17.）

思考：
（1）本案中医诊断及病机是什么？
（2）结合本篇内容，本案宜选用何法治疗？
（3）写出处方及用药分析。

案 3 患者，男，38 岁。患者于 1971 年 5 月因冒雨下河捕鱼感冒发热，并发“火眼症”（急性结膜炎）。斯时眼红灼痛，畏光流泪，遂自服长效磺胺两片，不料当晚遍身风团骤发，疹块凸起，扪之烙手，瘙痒难忍。第二天即发现搔破的阴囊、龟头糜烂流黄水，继而咽喉、口腔、舌边尖黏膜出现溃疡、疼痛，吞咽嚼食困难。在当地卫生所按“磺胺过敏”“湿热内注”给予扑尔敏、可的松、土霉素、多种维生素和中草药等治疗无效。后请某老中医诊治，略好转，但病情时好时发，缠绵反复，每于春夏季节或食鱼虾及辛辣类食物而加重或复发。1973 年 7 月经某皮肤病防治院诊为两眼慢性结膜炎，眼、口、生殖器综合征，磺胺过敏，治疗经月，眼红灼痛、畏光好转，但阴囊、龟头及舌边尖溃疡面始终不愈。患病以来，常伴低热、困倦、默默欲眠、夜寐多梦。近日误食鱼虾，病情加重而延余诊治。诊见：形体消瘦，面容忧郁，表情淡漠。两眼结膜轻度充血，感觉干涩，视物模糊。口腔内糜烂，略闻腐臭，舌苔斑剥，舌根厚腻，舌边尖缘溃疡面呈椭圆形，红晕显现，境界清晰。阴囊糜烂，阴茎肿烂，溃疡面布满豆腐渣状脓性黏液。心肺正常，脉弦数，重按无力。（廖世达，1978.狐惑（眼、口、生殖器综合征）［J］.广西中医药，（4）：42-43.）

思考：
（1）本案中医诊断及病机是什么？
（2）结合本篇内容，本案宜选用何法治疗？
（3）写出处方及用药分析。

案 4 李某，女，32 岁。自述 1960 年即患白塞综合征，经积极治疗，口腔溃疡已愈。诊见：外阴湿疹，瘙痒溢水。双眼干涩，全身散发小脓疮，双下肢红斑累累，抓破流脂。形体瘦弱，面色无华，纳差口苦，小便灼热短黄，大便干结难下。每次经血量多，经潮时诸症减轻，经净后病又如故。舌红，苔黄厚腻，脉细缓。妇科检查：外阴、右小阴唇、左大阴唇内侧均可见 3～5 个如蚕豆样大小之溃疡，淋漓流水。因适逢经期，未内诊。（王足明，1982.白塞氏综合征验案二则［J］.广西中医药，（4）：4-5.）

思考：
（1）本案中医诊断及病机是什么？
（2）结合本篇内容，本案宜选用何法治疗？
（3）写出处方及用药分析。

第三节　阴阳毒病

阴阳毒病系感染疫毒所致的疾病，阳毒者表现为面赤、咽痛、唾脓血，阴毒者以面目青、咽痛、身痛为主要表现。其病机主要为热毒瘀滞血脉。

【经典回顾】

阳毒之为病，面赤斑斑如锦文，咽喉痛，唾脓血。五日可治，七日不可治，升麻鳖甲汤主之。（十四）

阴毒之为病，面目青，身痛如被杖，咽喉痛。五日可治，七日不可治，升麻鳖甲汤去雄黄、蜀椒主之。（十五）

升麻鳖甲汤方：

升麻二两　当归一两　蜀椒（炒去汗）一两　甘草二两　雄黄半两（研）　鳖甲手指大一片（炙）

上六味，以水四升，煮取一升，顿服之，老少再服取汗。

【辨病思路】

1. 辨阴阳毒病病因病机

“阴阳毒”之“毒”，尤在泾认为“邪气蕴蓄不解之谓”，赵献可曰：“此阴阳二毒感天地疫疠非常之气，沿家传染，所谓时疫证也。”《金匮要略浅注》云：“仲师所论阴毒阳毒，言大地之疠气，中人之阳气阴气，非阴寒极阳热极之谓也。盖天地灾疠之气，便为毒气。”《诸病源候论》谓：“阴阳毒病无常也，或初得病便有毒，或服汤药。经五六日以上，或十余日后不瘥，变成毒者”。因此，阴阳毒病的病因至少有天行时疫和久病郁毒两大类。也有医家认为，除了外因，阴阳毒病还与内因有关，即体内虚实变化，如庞安常说：“凡人禀气各有盛衰，宿病各有寒热，因伤寒蒸起宿疾，更不在感异气而变者，假令素有寒者，多变阳虚阴盛之疾，或变阴毒也，素有热者，多变阳盛阴虚之疾，或变阳毒也。”

关于对阴阳二字的理解主要有三种说法：一是指阴经阳经；二是指气血，即阳为气分，阴为血分；三是指毒热邪气入于阴血分的深浅。以上说法均体现了阴阳二字是指病邪所犯部位的浅深。

因此，阴阳毒病是同一病邪（毒邪）致病，因所犯部位不同和体质差异而出现不同的症候。阴阳毒病的病机总括为热毒瘀滞血脉，阳毒的主要病机为邪毒炽盛、血脉瘀热、郁结浅表，阴毒的主要病机为热毒深伏、郁结于内、血脉瘀滞。一般来说阴毒易深入内脏，相对阳毒来讲病程长、病情重。病理性质为本虚标实，本虚指肝肾阴液亏损，标实是指毒热、瘀血交互为患，初起多实，病久阴液耗伤常虚实并见。

2. 辨阴阳毒病临床表现

阴阳毒病为感受疫疠热毒，内蕴咽喉，侵入血分的病证。无论是阴毒还是阳毒，都有咽喉疼痛和面色改变的症状。根据热毒与血相结的深浅程度不同而有阳毒与阴毒之分。文中指出，阳毒因热壅于上，以面赤斑斑如锦纹、咽喉痛、吐脓血为主要症状；阴毒乃邪阻经脉，以面目青、身痛如被杖、咽喉痛为主要症状。阴毒未见发斑及唾脓血，不是说明感邪轻，疫毒未入血，或血肉未腐败，而是疫毒深重，正气无力托毒外出，故斑发不出，脓血唾不出，是邪深病进病重之症。

《诸病源候论·伤寒病诸候·伤寒阴阳毒候》指出“夫欲辨阴阳毒病者，始得病时，可看手足指，冷者是阴，不冷者是阳”，把手足冷作为主要鉴别症状之一。这是在阴毒、阳毒典型症状出现前的一种鉴别方法。《脉经》认为阳毒之脉浮大数，阴毒之脉沉细紧数。

3. 辨阴阳毒病预后

阴阳毒病分为阴毒与阳毒，二者病变部位、感邪轻重、表现症候都不尽相同，但皆为感受疫疠热毒引起的血分病证。原文中“五日可治，七日不可治”即是指病变时间短，病情较轻，病邪较浅，正气尚盛，疫毒之邪尚可透发，治疗比较容易，预后较好，如果迁延日久，往往病邪转盛，正气较弱，邪深病重，治疗较难，预后较差。强调早期治疗，趁早而治，否则预后不良。故谨守病机，勿失其宜，病程长短对此病预后十分重要。

【证治特点】

阴毒、阳毒均是疫毒为患，因所犯部位不同和患者体质差异而使临床表现各异，阴阳毒的病机总括为热毒瘀滞血脉，治疗均以清热解毒为主，以升麻鳖甲汤为主方。其中，升麻辛凉发散，升提走表，向外驱邪解毒；鳖甲咸平入血，养阴清热，走里向内护正抗毒；当归助鳖甲滋阴扶正，养血活血；生甘草加强清热解毒之功。“阳毒……升麻鳖甲汤主之，阴毒……升麻鳖甲汤去雄黄、蜀椒主之”，原文用药全面考虑疫毒、正气，深思熟虑，是因人制宜、因势利导诸原则的综合体现。其中阳毒“面赤斑斑如锦文，唾脓血”提示正气尚能抗邪外出，疫毒相对局限，即叶天士所谓“斑疹皆是邪气外露之象”。阴毒“面目青，身痛如被杖”提示正气无力抗邪，疫毒弥漫扩散，周身营血瘀滞。

阳毒病势偏在表，用雄黄、蜀椒，增加辛温发散之力，乘机体抗邪外出之势，以阳从阳，速散其毒。阴毒病势偏在里，正气无力与邪抗争。若此时用雄黄、蜀椒，其辛温发散之力不但无助于疫毒外出，反更增其扩散。雄黄、蜀椒一去，全方功效由辛温发散，清热解毒变为滋阴养血，扶正解毒。

【医案列举】

案 1 患者，女，26 岁。1996 年 5 月 3 日初诊。面部红斑 2 年，检查后确诊为系统性红斑狼疮，经激素治疗及抗凝解聚药治疗，病情一度有所缓解，今年 3 月份，感冒后面部红斑加重，并出现高热，体温达 40℃，四肢关节疼痛，双下肢也出现散在红斑，在我院内科应用泼尼松及多种抗生素治疗半月余，其间用大剂量地塞米松，每日 150mg，连续冲击 3 天，虽有关节疼痛缓解，但高热始终不退。诊见患者面部及双下肢散在红斑，无瘙痒及脱屑，体温在 39.2～40℃，一般发热从午后开始，持续到翌日上午，不恶寒，轻微出汗，口微渴，不喜饮，胃纳尚可，小便略黄，大便正常，舌质红，苔薄，脉细数。（马济佩，2001.升麻鳖甲汤治杂病发斑［J］.浙江中医杂志，36（2）：80-81.）

思考：

（1）本案中医诊断及病机是什么？

（2）结合本篇内容，本案宜选用何法治疗？

（3）写出处方及用药分析。

案 2 患者，女，35 岁。生育过多，子宫脱垂，月经如崩已久，皮肤青紫块，面色灰青，时作咽痛，龈血鼻衄，身软肢酸，脉弱舌淡。（张仲景，2012.金匮要略［M］.北京：线装书局.）

思考：

（1）本案中医诊断及病机是什么？

（2）结合本篇内容，本案宜选用何法治疗？

（3）写出处方及用药分析。

案 3 患者，女，66 岁。1 周前洗浴后发冷发热，面部皮肤红肿，波及双目不能开视。红斑呈蝴蝶状，边缘清楚，有灼热感。部分皮肤糜烂结痂，小便短赤，大便 3 日未行。舌红苔黄少津。脉沉滑数。检查：白细胞 16.5×10^9/L，中性粒细胞百分比 84%，体温 38.7℃。（杜志坚，1993.升麻鳖甲汤在皮肤病中的应用［J］. 天津中医，（3）：7.）

思考：

（1）本案中医诊断及病机是什么？

（2）结合本篇内容，本案宜选用何法治疗？

（3）写出处方及用药分析。

案 4 患者，男，10 岁。患者无明显诱因双下肢出现多处紫色斑点，伴有肿胀感，逐渐在臀部及上肢也有少数出现。曾于当地人民医院住院，用激素、止血药等治疗，3 周后未见明显好转而来我处求诊。近几天来，患者自觉口渴咽痛、舌红苔黄、脉细数。实验室检查无明显异常。（范永升，温成平，1997.阴阳毒证治探讨［J］. 中国医药学报，（4）：55-56.）

思考：

（1）本案中医诊断及病机是什么？

（2）结合本篇内容，本案宜选用何法治疗？

（3）写出处方及用药分析。

案 5 患者，男，60 余岁。因食穿山甲等野味后发荨麻疹至今 3 年未愈，或当风，或被褥过热，或饮酒，或食鱼虾，或无明显诱因皆可引发，发则疹团续起，瘙痒难耐，夜间尤甚，面色暗红，目眦赤，食纳可，口略干，二便尚调，舌赤暗少苔，脉沉弦细。（匡萃璋，2007.《金匮要略》阴阳毒病证探析［J］.江西中医药大学学报，19（2）：3-5.）

思考：

（1）本案中医诊断及病机是什么？

（2）结合本篇内容，本案宜选用何法治疗？

（3）写出处方及用药分析。

案 6 患者，男，50 余岁。患双眼胞红肿 4 年，诊时见双眼胞肿如深红色李子，下眼睑外翻，睑结膜、球结膜均充血，双眼发痒，时时以手拭之，目眵多，食纳二便无大碍，舌胖赤，苔薄黄，脉弦不任按。（匡萃璋，2007.《金匮要略》阴阳毒病证探析［J］.江西中医药大学学报，19（2）：3-5.）

思考：

（1）本案中医诊断及病机是什么？

（2）结合本篇内容，本案宜选用何法治疗？

（3）写出处方及用药分析。

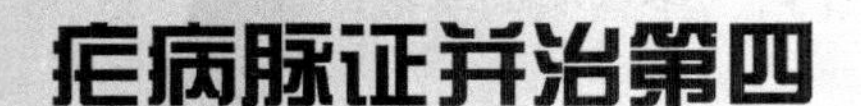

脉证五条　方三首

本篇专篇论疟病。疟，《说文解字》释为"寒热休作"。疟病，在古代是常见病和多发病，《黄帝内经》对其有丰富的阐述，《素问·疟论》《素问·刺疟》两篇较为详细地论述了该病的病因、病机及症候。《金匮要略》在此基础上，进一步论述了疟病的证治。疟病是因感受疟邪，以寒热休作有时为主症的疾病。

【经典回顾】

师曰：疟脉自弦，弦数者多热；弦迟者多寒。弦小紧者下之差，弦迟者可温之，弦紧者可发汗、针灸也，浮大者可吐之，弦数者风发也，以饮食消息止之。（一）

病疟，以月一日发，当以十五日愈，设不差，当月尽解；如其不差，当云何？师曰：此结为癥瘕，名曰疟母，急治之，宜鳖甲煎丸。（二）

鳖甲煎丸方：

鳖甲十二分（炙）　乌扇三分（烧）　黄芩三分　柴胡六分　鼠妇三分（熬）　干姜三分　大黄三分　芍药五分　桂枝三分　葶苈一分　石韦三分（去毛）　厚朴三分　牡丹五分（去心）　瞿麦二分　紫葳三分　半夏一分　人参一分　䗪虫五分（熬）　阿胶三分（炙）　蜂窠四分（炙）　赤消十二分　蜣螂六分（熬）　桃仁二分

上二十三味，为末，取煅灶下灰一斗，清酒一斛五升，浸灰，候酒尽一半，着鳖甲于中，煮令泛烂如胶漆，绞取汁，内诸药，煎为丸，如梧子大，空心服七丸，日三服。《千金方》用鳖甲十二片，又有海藻三分，大戟一分，䗪虫五分，无鼠妇、赤消二味，以鳖甲煎和诸药为丸。

师曰：阴气孤绝，阳气独发，则热而少气烦冤，手足热而欲呕，名曰瘅疟。若但热不寒者，邪气内藏于心，外舍分肉之间，令人消烁脱肉。（三）

温疟者，其脉如平，身无寒但热，骨节疼烦，时呕，白虎加桂枝汤主之。（四）

白虎加桂枝汤方：

知母六两　甘草二两（炙）　石膏一斤　粳米二合　桂枝三两（去皮）

上剉，每五钱，水一盏半，煎至八分，去滓，温服，汗出愈。

疟多寒者，名曰牝疟，蜀漆散主之。（五）

蜀漆散方：

蜀漆（洗去腥）　云母（烧二日夜）　龙骨等分

上三味，杵为散，未发前以浆水服半钱。温疟加蜀漆半分，临发时服一钱匕。

【辨病思路】

疟病以寒热休作有时为主症，《黄帝内经》有"痎疟皆生于风"之论，而春生风，合于东方肝木，故经文提出"疟脉自弦"。因此，综合疟病的病因（疟邪）、脉（弦）、症（寒热休作），可以认为疟病类似于感外邪所致肝胆经气不利的少阳病，而非同于太阳病。

疟病和少阳病比较，有相似的脉、症，也有相似的病机，所不同在于疟病感邪并非一般的六淫之邪，而是一种疫疠之邪，其致病具有发病急、症候重、有传染性的特点，故可与少阳病鉴别。

【证治特点】

1. 以寒热多少为依据，将疟病分为瘅疟、温疟、牝疟

但热不寒为瘅疟，热多寒少为温疟，寒多热少为牝疟。温疟治以白虎加桂枝汤，牝疟治以蜀漆散。瘅疟虽未出方，但从症候看，当属于温疟一类，后世医家多以人参白虎汤、白虎汤或竹叶石膏汤加减予以治疗。

2. 疟病迁延日久不愈，可转归为疟母

疟病初发，治不及时，或治不对症，均可迁延不愈，转归为疟母。疟母之病，不仅可有寒热休作，更为突出的症候为腹中有包块，即所谓“此结为癥瘕”。疟母之治，予以鳖甲煎丸。

【医案列举】

案 1　友人裴某之第三女患疟，某医投以柴胡剂两贴，不愈。余诊其脉洪滑，询之月经正常，未怀孕，每日下午发作时，热多寒少，汗大出，恶风，烦渴喜饮。（中医研究院，1978.岳美中医案集［M］.北京：人民卫生出版社：130.）

思考：

（1）本案的病因病机是什么？

（2）本案治疗原则是什么？

（3）本案可以使用什么方剂进行治疗？

案 2　患者，男，31 岁。患温疟，发作时微恶寒，继发高热、头痛面赤、身疼、呕吐，持续 8 小时之久，然后大汗自出，高热始退，口渴喜冷饮，小便短赤，舌红无苔，脉弦大而数。前医曾用清脾饮，未效。（谭日强，1981.金匮要略浅述［M］.北京：人民卫生出版社：70.）

思考：

（1）本案的病因病机如何分析？

（2）写出处方及用药分析。

案 3　患者，男，53 岁。寒战壮热，以恶寒为甚，每次发作时覆盖棉絮两床仍有寒战，口渴不欲饮，微呕恶，神疲肢倦，胸胁痞闷，苔薄白，脉弦迟。（张恩勤，1989.经方研究［M］.济南：黄河出版社：802.）

思考：

（1）本案当如何辨证立法？

（2）写出处方及用药分析。

案 4　沈某，久疟屡止屡发，刻虽止住，而食入不舒，左胁下按之板滞，胃钝少纳，脉濡，苔白质腻。（谭日强，2006.金匮要略浅述［M］.北京：人民卫生出版社：67.）

思考：

（1）本案中医诊断及病机是什么？

（2）结合本篇内容，本案宜选用何法治疗？

（3）写出处方及用药分析。

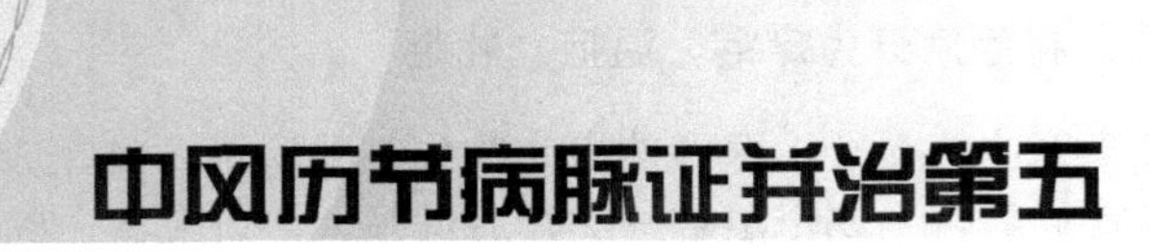

中风历节病脉证并治第五

脉证十条　方七首

本篇论述中风病与历节病两种疾病，因两者均属于广义风病范围，均有肢体经络的症候，所用方药均有祛风、通络之功，故两病合篇。

第一节　中　风　病

风为百病之长，善行数变，善动不居。因此，风邪致病，多见动摇不宁之症候。此“风”，乃六淫居首之风，后世谓之“真风”“外风”，故中风即真中风、中外风。

中风病缘于气血内虚、感受外风而发病，是以猝然昏仆、半身不遂、口眼㖞斜为主症，甚则昏不识人、言语不能、手撒遗尿等症为特点的疾病。

【经典回顾】

夫风之为病，当半身不遂，或但臂不遂者，此为痹。脉微而数，中风使然。（一）

寸口脉浮而紧，紧则为寒，浮则为虚；寒虚相搏，邪在皮肤；浮者血虚，络脉空虚；贼邪不泻，或左或右；邪气反缓，正气即急；正气引邪，㖞僻不遂。

邪在于络，肌肤不仁；邪在于经，即重不胜；邪入于腑，即不识人；邪入于脏，舌即难言，口吐涎。（二）

寸口脉迟而缓，迟则为寒，缓则为虚；荣缓则为亡血，卫缓则为中风。邪气中经，则身痒而瘾疹；心气不足，邪气入中，则胸满而短气。（三）

侯氏黑散：治大风四肢烦重，心中恶寒不足者。

菊花四十分　白术十分　细辛三分　茯苓三分　牡蛎三分　桔梗八分　防风十分　人参三分　矾石三分　黄芩五分　当归三分　干姜三分　芎䓖三分　桂枝三分

上十四味，杵为散，酒服方寸匕，日一服，初服二十日，温酒调服，禁一切鱼肉大蒜，常宜冷食，六十日止，即药积在腹中不下也。热食即下矣，冷食自能助药力。

风引汤：除热瘫痫。

大黄　干姜　龙骨各四两　桂枝三两　甘草　牡蛎各二两　寒水石　滑石　赤石脂　白石脂　紫石英　石膏各六两

上十二味，杵，粗筛，以韦囊盛之，取三指撮，井花水三升，煮三沸，温服一升。治大人风引，少小惊痫瘛疭，日数十发，医所不疗，除热方。巢氏云：脚气宜风引汤。

防己地黄汤：治病如狂状，妄行，独语不休，无寒热，其脉浮。

防己一分　桂枝三分　防风三分　甘草二分

上四味，以酒一杯，渍之一宿，绞取汁，生地黄二斤，㕮咀，蒸之如斗米饭久，以铜器盛其汁，更绞地黄汁，和，分再服。

头风摩散方：

大附子一枚（炮）　盐等分

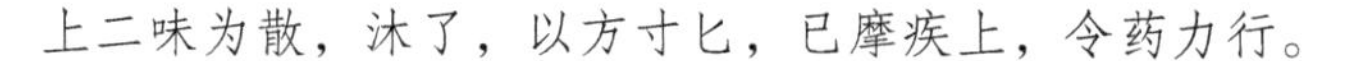
上二味为散，沐了，以方寸匕，已摩疾上，令药力行。

【辨病思路】

中风病，《黄帝内经》谓之“偏枯”“偏风”“大厥”“薄厥”等，自《金匮要略》始称“中风”，自此沿用至今。唐宋以前，多承袭《金匮要略》论述，从“外风”“真中风”立论；金元以来，侧重从“内风”“类中风”立论，即所谓“阳虚生风”“血虚生风”“阴虚生风”“热极生风”“痰湿生风”等，与本篇所论有较大区别。

中风病，亦须与太阳病之太阳中风相鉴别。太阳中风乃感受外邪所致以发热、汗出、恶风、脉浮为主症的外感表证，不会发展至半身不遂、口眼㖞斜等见症。中风病初起亦因外感风邪诱发，可有类似太阳中风之发热等症，如其气血亏虚，邪气稽留于经络，可见肌肤麻木不仁、筋肉沉重无力；如其正虚日渐，邪气日深，往往因卒受外邪而典型发病，即见“㖞僻不遂”之症。太阳中风并未见中风病如此的发病过程。

【证治特点】

1. 正虚风中是中风病的基本病机

“脉微而数，中风使然”“紧则为寒，浮则为虚，寒虚相搏，邪在皮肤……”“迟则为寒，缓则为虚……”等论述，揭示了《金匮要略》对中风病基本病机的认识，即既有气血亏虚的内因，又有外感风邪的外因，正虚邪遏、正虚风中是对其病机的高度概括。

2. 邪中深浅不同有不同的症候特征

“邪在于络，肌肤不仁……”，邪在络在经、入腑入脏，生动地描述了中风病邪中深浅、疾病不同阶段的症候特征，时至今日，仍有力地指导着临证。

需要指出的是，邪在络在经、入腑入脏，只是相对的概念，并非实指某络某经、某腑某脏，其与首篇“若五脏元真通畅，人即安和”“唇口青，身冷，为入脏即死；如身和，汗自出，为入腑即愈”用法相类。

3. 扶正祛邪是中风病的基本治则

正是立足于“正虚风中”的基本病机，所拟治疗中风病方药的治则，均体现了“扶正祛邪”的思想。纵观侯氏黑散、风引汤、防己地黄汤及附方续命汤（实为仲景方）等，莫不如此。

扶正祛邪的治则，与后世医家所创滋阴息风、清热息风、祛痰通络息风、补血润燥息风等治则有较大区别。

【医案列举】

案 1　患者因情志恚怒，冷水浴头伤风后，头发脱落，曾服用养血补肾之方 20 余剂无效，患者头部毛发全部脱落，头皮光亮。（毕明义，1989.侯氏黑散新用［J］.山东中医杂志，（5）：28.）

思考：

（1）本案的中医诊断和西医诊断分别是什么？

（2）结合本篇内容，如何进行病机分析？

（3）写出你认为适合的处方并加以分析。

案 2　患者，男，71 岁。有高血压病史 10 余年，因晚上起床小便，猝倒于地，昏不识人，痰涎壅盛，右侧受阻偏瘫，舌苔黄腻，脉象弦滑。（谭日强，2006.金匮要略浅述［M］.北京：人民卫生出版社：77.）

思考：

（1）本案的病因病机是什么？

（2）本案治疗原则是什么？可以考虑的方剂有哪些？

案 3　肖琢如："邵阳周某，年三十，一日肩舆就余求方，云患风症，发作无时，屡医不效，出方阅之，皆普通祛风药。据述风作时，手足瘛疭，面皮震动，头晕眼花，猛不可当，风息但觉口苦头晕，手足顽麻而已。审其面色如醉，舌苔黄厚，不甚燥，尖露红点，切脉弦数……"（谭日强，2006.金匮要略浅述［M］.北京：人民卫生出版社：78.）

思考：

（1）结合本篇内容，本案可以按照何种病证进行论治？

（2）本案宜选何法、何方为主治疗？简要阐述理由。

案 4　患者，女，51岁。患慢性风湿性关节炎，其人身体羸瘦，四肢关节疼痛，手指变形，下肢肌肉萎缩，双踝关节肿大，病已经年，卧床不起，患者本人是针灸医生，曾用针灸、中药多方治疗不效，大便干结，小便尚可，舌淡无苔，脉象弦细。（谭日强，2006.金匮要略浅述［M］.北京：人民卫生出版社：79.）

思考：

（1）本案的中医诊断和西医诊断分别是什么？

（2）结合本篇内容，如何进行病机分析？

（3）写出你认为适合的处方并加以分析。

案 5　患者因中风后偏瘫2年余，右项颈侧头皮经常麻木，时有刺痛，曾服补气活血化痰通络类方无效。（侯恒太，1988. 头风摩散治疗肌肤顽麻疼痛［J］.江西中医药，(2)：2.）

思考：

（1）本案的病因病机是什么？

（2）你觉得应该怎么治疗？请列出处方。

第二节　历　节　病

骨之会谓之节，历节病发于骨节，首篇有"湿流关节"之论，可见历节病与湿邪密切相关。

肾藏精主骨，肝藏血主筋，历节病是多因肝肾不足，精血亏虚，筋骨失养，感受风寒湿邪，痹阻经络，导致的单个或遍历多个关节疼痛、肿大变形、屈伸不利等为主症的疾病。

【经典回顾】

寸口脉沉而弱，沉即主骨，弱即主筋，沉即为肾，弱即为肝。汗出入水中，如水伤心，历节黄汗出，故曰历节。（四）

趺阳脉浮而滑，滑则谷气实，浮则汗自出。（五）

少阴脉浮而弱，弱则血不足，浮则为风，风血相搏，即疼痛如掣。（六）

盛人脉涩小，短气，自汗出，历节疼，不可屈伸，此皆饮酒汗出当风所致。（七）

诸肢节疼痛，身体魁羸，脚肿如脱，头眩短气，温温欲吐，桂枝芍药知母汤主之。（八）

桂枝芍药知母汤方：

桂枝四两　芍药三两　甘草二两　麻黄二两　生姜五两　白术五两　知母四两　防风四两　附子二枚（炮）

上九味，以水七升，煮取二升，温服七合，日三服。

味酸则伤筋，筋伤则缓，名曰泄。咸则伤骨，骨伤则痿，名曰枯。枯泄相搏，名曰断泄。荣气不通，卫不独行，荣卫俱微，三焦无所御，四属断绝，身体羸瘦，独足肿大，黄汗出，胫冷。假令发热，便为历节也。（九）

病历节不可屈伸，疼痛，乌头汤主之。（十）

乌头汤：治脚气疼痛，不可屈伸。

麻黄　芍药　黄芪各三两　甘草二两（炙）　乌头五枚（㕮咀，以蜜二升，煎取一升，即出乌头）

上五味，㕮咀四味，以水三升，煮取一升，去滓，内蜜煎中，更煎之，服七合。不知，尽服之。

矾石汤：治脚气冲心。

矾石二两

上一味，以浆水一斗五升，煎三五沸，浸脚良。

【辨病思路】

《黄帝内经》详论痹病，《金匮要略》虽有论及“痹”“风痹”“湿痹”等病名，但尚未以单独病种加以阐述。因此，从病因、症候来看，本节所论历节病，可以认为属于《黄帝内经》痹病范围。

痹病不离风寒湿热，病久可入络阻滞气血，甚则可入脏腑，形成五脏痹之重证。虽然风寒湿热容易相兼为病，但后世医家根据《黄帝内经》关于痹病所论，将其风偏胜者称为行痹，寒偏胜者称为痛痹，湿偏胜者称为着痹，热偏胜者称为热痹。《金匮要略》所论历节病亦可见类似症候特点。

历节病，后世医家亦有称之为白虎历节、痛风、鹤膝风等，尚须与《金匮要略》湿病加以鉴别。二者均有感受湿邪病史，发病均有骨节疼肿等见症。所不同者，湿病属于外感病，因外感湿邪而发，身重、发热、关节疼烦为其主症；历节病往往反复发作，多有肝肾不足之内因，或因外感诱发，或因饮食失节等所致，发病除关节肿痛外，可有发热、身重等表证，亦可没有此等表证，而为单纯的肢体经络病证。二者据此可资鉴别。

【证治特点】

1. 风湿偏重之历节病治以桂枝芍药知母汤

感受风寒湿之历节病，出现关节疼痛、肿大变形、屈伸不利，常伴有外邪束表之恶寒、发热、身重等见症，且有头目昏沉、胸脘痞闷等湿阻甚或湿郁化热之象，治以桂枝芍药知母汤。该方以治湿病之甘草附子汤加味而成，足见历节病与湿病关系密切。

2. 寒湿偏重之历节病治以乌头汤

风寒湿历节病，以关节剧烈疼痛、不能屈伸为主症，未必见关节肿大，常伴有形寒、肢冷等症，当属寒湿偏重之历节病，治以乌头汤。

3. 风湿热偏重之历节病治以《千金》越婢加术汤

风湿热偏重之历节病，以关节红肿热痛为主症，或伴发热、口干、尿黄、脉滑数等脉症，其治疗，《金匮要略》未见出方，可采用《千金》越婢加术汤治之。

【医案列举】

案 1　患者，女，65 岁。自述四肢关节游走性疼痛，屈伸不利，反复发作已 10 余年。近日疼痛加剧，两手中指关节红肿热痛，食指关节变形，但皮色不变，按之不热，肩、踝、膝、趾关节亦痛，微热，游走性痛，下肢沉重，难行，口干不欲饮，胃纳欠佳，无汗，恶风。舌淡苔白腻，脉浮滑细。（黄英俊，1985.从《金匮要略》谈历节病［J］.浙江中医学院学报，（6）：43.）

思考：

（1）本案症状描述有何特征，归属于何种病证？

（2）本案的病因病机是什么？

（3）本案治疗原则是什么，如何选方用药？

案 2　患者，女，32 岁。患类风湿关节炎已 3 年，四肢关节疼痛，手指变形如梭状，每遇阴雨天气或感受寒湿即发，头眩短气，温温欲吐，舌苔白滑，脉象濡缓。（谭日强，2006.金匮要略浅述［M］.北京：人民卫生出版社：83.）

思考：

（1）本案描述症状与本篇哪条条文相似？请写出来。

（2）本案的病因病机是什么？

（3）本案可选用何方进行治疗？

案 3　盖此妇妊娠八月为其夫病求医，抱而乘车，病人身重，将腹中小儿压毙，夫病愈而妻病腹痛，乃求医，医药而堕之，腐矣。妊妇本属血虚，死胎既下，因贫不能善后，湿毒留顿腹中，久乃旁溢肢节，死血与寒湿并居，因病历节手足拘挛，入夜手足节骱剧痛，旦日较缓，其为阴寒无疑，盖二年矣。（曹颖甫，2014.金匮发微［M］.北京：中国医药科技出版社：44.）

思考：

（1）本案的中医诊断及病机是什么？

（2）宜选何法、何方为主治疗？

（3）写出具体处方及用药分析。

案 4　患者，男，35 岁。患类风湿关节炎，四肢关节冷痛，屈伸不利，舌苔薄白，脉象沉细。（谭日强，2006.金匮要略浅述［M］.北京：人民卫生出版社：85.）

思考：

（1）本案的中医诊断是什么？辨证要点是什么？

（2）本案病在何脏腑？病性属虚属实？

（3）本案宜选何法、何方？

案 5　辛未八月，乡人庄姓病此，两足肿大，气急心痛易饥。（曹颖甫，2014.金匮发微［M］.北京：中国医药科技出版社：46.）

思考：

（1）本案的病机是什么？

（2）其治法是什么？

（3）可用何方进行治疗？写出具体处方及用药分析。

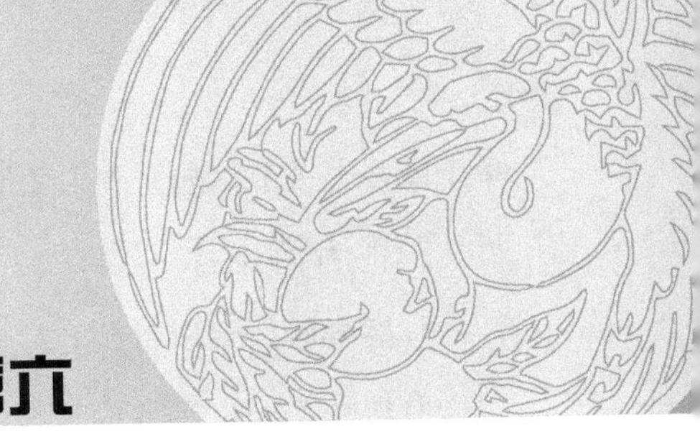

血痹虚劳病脉证并治第六

脉证十八条　方十首

血痹病属肌肤经络病证，虚劳病属脏腑病证。虽然二者病位有在外、在内之别，前者在外，即“为外皮肤所中也”，后者在内，即“为内所因也”，但二者均有脏腑气血虚损的内因，故二者合篇而论之。

第一节　血　痹　病

《说文解字》谓：“痹，泾病也”“泾，水也”。可见痹之本义乃水湿为病。而水湿为病，往往流注关节，阻遏气机，损伤阳气，缠绵难愈，形成痹闭不通之证，因此经脉气血不通之病证，亦可称之为痹，血痹病之名即取此引申之义。

《黄帝内经》所论“邪入于阴则为血痹”“卧出而风吹之，血凝于肤者为痹”，阐明了血痹病的病因病机。本篇进一步阐述了该病的证治。

血痹病是营卫虚弱，腠理不固，外受风寒，痹阻肌肤血络，以周身或身体局部肌肤麻痹不仁为主症的疾病。

【经典回顾】

问曰：血痹病从何得之？师曰：夫尊荣人，骨弱肌肤盛，重因疲劳汗出，卧不时动摇，加被微风，遂得之。但以脉自微涩，在寸口、关上小紧，宜针引阳气，令脉和紧去则愈。（一）

血痹阴阳俱微，寸口关上微，尺中小紧，外证身体不仁，如风痹状，黄芪桂枝五物汤主之。（二）

黄芪桂枝五物汤方：

黄芪三两　芍药三两　桂枝三两　生姜六两　大枣十二枚

上五味，以水六升，煮取二升，温服七合，日三服。

【辨病思路】

1. 血痹病与中风病的鉴别

中风病所谓“寒虚相搏，邪在皮肤”“贼邪不泻，或左或右”“邪在于络，肌肤不仁；邪在于经，即重不胜”，与血痹病所论“血凝于肤者”“邪入于阴”“卧不时动摇，加被微风”“外证肌肤不仁”等阐述，何其相似？可见二者均因营卫气血不足，腠理不密，风寒邪气趁虚而入，阻遏营阴，血行不利，肌肤经脉失养，出现局部肢体肌肤麻痹不仁的相同见症。所异者，中风病还可“入腑”“入脏”，疾病进一步发展，形成中风病之典型症候即“㖞僻不遂”“即不识人”“舌即难言，口吐涎”等；而血痹病则仅“如风痹状”，不至于有中风病的典型症候。

2. 血痹病与风痹病的鉴别

篇中提出血痹病“外证身体不仁，如风痹状”，血痹病以周身或身体局部肌肤麻痹不仁为主症，风寒甚者可有冷痛、针刺样疼痛，故称“如风痹状”，但并非风痹病。风痹病因风寒湿痹阻关节，以单个或多个关节疼痛、肿大变形、屈伸不利为主症，且具有游走不定的特性。因此，二者可资鉴别。

【证治特点】

1. 感邪轻浅治以针刺

血痹病初起，感邪尚轻浅，可予以“针引阳气”，正如首篇所谓“四肢才觉重滞，即导引、吐纳、针灸、膏摩，勿令九窍闭塞”。

2. 血痹重证治以方药

血痹病重证，脉象见“阴阳俱微”、症见“外证身体不仁，如风痹状”，予以黄芪桂枝五物汤，益气通阳，调和营卫，达到气行则血行，血行则风寒袪除的功效。

【医案列举】

案 1 近有富人金姓，多姬侍，时发病，无锡华宗海一针即愈，后宗海离上海，求诊于党波平亦如此，倘今不异于古所云耶？（曹颖甫，2014.金匮发微［M］.北京：中国医药科技出版社：47.）

思考：

（1）本案用针刺治疗血痹的机理是什么？

（2）如用药治疗，可选用哪些方子？

案 2 患者，男，44 岁。有末梢神经炎病史 3 年余。初起四肢末端麻木不仁，甚则如针刺样。每受凉（如气候变冷，接触冷水）或劳累后症状加重。曾就诊于中西医，用独活济生汤、小活络丹，以及维生素类药物，疗效欠佳。近 1 周因气候变冷诱发并加重，伴气短乏力，面色无华，四肢肌肤虽无明显变化，然触之欠温，舌质淡暗，边有瘀点，脉沉细无力。（柯新桥，1988.黄芪桂枝五物汤的临床应用举隅［J］.黑龙江中医药，(5)：15.）

思考：

（1）本案的中医诊断是什么？

（2）本案的病因病机是什么？

（3）本案宜选何法、何方？

案 3 患者，男，52 岁。患肩周炎已数月，右侧肩背胀痛，右臂肌肉麻木，运动受限。前医曾作风治，用羌防四物汤之类，未效。患者饮食尚可，二便自调，无其他不适，舌苔薄白，脉缓无力。（谭日强，2006.金匮要略浅述［M］.北京：人民卫生出版社：94.）

思考：

（1）本案症状描述有何特征，归属于何种病证？

（2）本案的病因病机是什么？

（3）本案治疗原则是什么，如何选方用药？

第二节 虚 劳 病

《金匮要略》首篇谓“若五脏元真通畅，人即安和”，认为脏腑元气、真气充盈，气血旺盛而通行畅达，则阴阳调和，正气安而人不病。反之，脏腑气血虚损，阴阳失和，则百病由生。

《黄帝内经》谓“人年四十而阴气自半”，实则“阳气亦自半”，因此人之气血，由盛而衰，正如草木之荣枯，而在此盈亏转变中，或因房室失节，或因饮食所伤，或因劳力过度，或因情志不遂，或因邪气稽留损伤等，导致脏腑精血亏耗，表现为脏腑失和，五官九窍、四肢百骸、皮肉筋骨等失养，从而形成虚劳病。

虚劳病即脏腑气血阴阳不足，因虚致劳，积劳成虚，属于慢性虚损性的疾病，《金匮要略》首篇所提出的“五劳”“七伤”“六绝”等可认为属于此病范畴。

【经典回顾】

夫男子平人，脉大为劳，极虚亦为劳。（三）

男子面色薄，主渴及亡血。卒喘悸，脉浮者，里虚也。（四）

男子脉虚沉弦，无寒热，短气里急，小便不利，面色白，时目瞑，兼衄，少腹满，此为劳使之然。（五）

劳之为病，其脉浮大，手足烦，春夏剧，秋冬瘥，阴寒精自出，酸削不能行。（六）

男子脉浮弱而涩，为无子，精气清冷。（七）

夫失精家，少腹弦急，阴头寒，目眩，发落，脉极虚芤迟，为清谷、亡血、失精。脉得诸芤动微紧，男子失精，女子梦交，桂枝加龙骨牡蛎汤主之。（八）

桂枝加龙骨牡蛎汤方：

桂枝　芍药　生姜各三两　甘草二两　大枣十二枚　龙骨　牡蛎各三两

上七味，以水七升，煮取三升，分温三服。

天雄散方：

天雄三两（炮）　白术八两　桂枝六两　龙骨三两

上四味，杵为散，酒服半钱匕，日三服，不知，稍增之。

男子平人，脉虚弱细微者，喜盗汗也。（九）

人年五六十，其病脉大者，痹侠背行，若肠鸣、马刀侠瘿者，皆为劳得之。（十）

脉沉小迟，名脱气，其人疾行则喘喝，手足逆寒，腹满，甚则溏泄，食不消化也。（十一）

脉弦而大，弦则为减，大则为芤，减则为寒，芤则为虚，虚寒相搏，此名为革。妇人则半产漏下，男子则亡血失精。（十二）

虚劳里急，悸，衄，腹中痛，梦失精，四肢酸疼，手足烦热，咽干口燥，小建中汤主之。（十三）

小建中汤方：

桂枝三两（去皮）　甘草三两（炙）　大枣十二枚　芍药六两　生姜三两　胶饴一升

上六味，以水七升，煮取三升，去滓，内胶饴，更上微火消解，温服一升，日三服。

虚劳里急，诸不足，黄芪建中汤主之。（十四）

黄芪建中汤方：于小建中汤内加黄芪一两半，余依上法。气短胸满者加生姜；腹满者去枣，加茯苓一两半；及疗肺虚损不足，补气加半夏三两。

虚劳腰痛，少腹拘急，小便不利者，八味肾气丸主之。（十五）

八味肾气丸：方见脚气中。

虚劳诸不足，风气百疾，薯蓣丸主之。（十六）

薯蓣丸方：

薯蓣三十分　当归　桂枝　干地黄　曲　豆黄卷各十分　甘草二十八分　芎䓖　麦门冬　芍药　白术　杏仁各六分　人参七分　柴胡　桔梗　茯苓各五分　阿胶七分　干姜三分　白敛二分　防风六分　大枣百枚为膏

上二十一味，末之，炼蜜和丸，如弹子大，空腹酒服一丸，一百丸为剂。

虚劳虚烦不得眠，酸枣仁汤主之。（十七）

酸枣仁汤方：

酸枣仁二升　甘草一两　知母二两　茯苓二两　芎䓖二两

上五味，以水八升，煮酸枣仁，得六升，内诸药，煮取三升，分温三服。

五劳虚极羸瘦，腹满不能饮食，食伤，忧伤，饮伤，房室伤，饥伤，劳伤，经络荣卫气伤，内有干血，肌肤甲错，两目黯黑。缓中补虚，大黄䗪虫丸主之。（十八）

大黄䗪虫丸方：

大黄十分（蒸） 黄芩二两 甘草三两 桃仁一升 杏仁一升 芍药四两 干地黄十两 干漆一两 虻虫一升 水蛭百枚 蛴螬一升 䗪虫半升

上十二味，末之，炼蜜和丸，小豆大，酒服五丸，日三服。

【辨病思路】

久病必虚，虚而不复曰劳、曰损，故虚劳又有虚损、劳损之名。病及脏腑，气血耗损，可见相应脏腑虚损的脉症。因此，虚劳病可发于一脏，也可多脏腑同时发病，其主症难以概举，虚劳病是脏腑虚损性疾病的概称。

篇中论虚劳病并未明言某脏腑的虚损，但结合相应脉症，不难看出，其中依次阐述了肾、脾胃、肝、心等脏腑虚劳病的证治，辨病层次清楚。

【证治特点】

1. 辨脏腑气血虚损

脏腑气血虚损，可见“诸不足”之症，如神疲乏力，面色无华，腹胀便溏，头发稀疏，骨痿筋弱等，以薯蓣丸气血并补治之。

心肝血虚，虚劳虚烦不得眠，治以酸枣仁汤。

2. 辨脏腑阴阳虚损

肾阴阳两虚，见于清谷、亡血、失精，以桂枝加龙骨牡蛎汤、天雄散、肾气丸等方治之。

脾胃阴阳两虚，寒热错杂，治以小建中汤、黄芪建中汤。

心阴阳两虚，症见心悸，胸闷，短气，不寐，脉结代等，治以炙甘草汤。

3. 辨虚劳因虚致实

虚劳病日久，气血日渐衰微，气虚血瘀，脉络瘀滞，从而形成本虚标实、因虚致实之病证，篇中谓之“经络荣卫气伤，内有干血”，叶天士谓之“久病入络”，可见“腹满”“肌肤甲错，两目黯黑”等症候，予以大黄䗪虫丸治之。

【医案列举】

案 1 患者，女，42 岁。患白带，其质清晰，阴中有冷感，腰腿酸痛，睡眠多梦，经期推迟，量少色淡，舌苔薄白，脉象弦虚。（谭日强，2006.金匮要略浅述［M］.北京：人民卫生出版社：99.）

思考：

（1）本案的病因病机是什么？

（2）本案的治疗原则是什么？可以考虑的方剂有哪些？

（3）写出具体处方及用药分析。

案 2 患者，女，42 岁。患腹痛已年余，经常脐周隐痛，用热水袋温按可止，大便镜检无异常，四肢酸痛，饮食无味，月经衍期，色淡量少，舌苔薄白，脉象沉弦，曾服理中汤无效。（谭日强，2006.金匮要略浅述［M］.北京：人民卫生出版社：103.）

思考：

（1）本案症状描述有何特征？为何服用理中汤会无效？

（2）本案可以采用何法何方？

（3）写出具体处方及用药分析。

案3 患者，女，36岁。患心悸、失眠、头晕、目眩数年，耳鸣，潮热，盗汗，心神恍惚，多悲善感，健忘，食少纳呆，食不知味，食稍不适即肠鸣腹泻，有时大便燥结，精神倦怠，月经衍期，白带绵绵，且易外感，每感冒后即缠绵难愈。数年来治疗从未间断，经几处医院皆诊断为“神经官能症”。患者病势日渐加重，当时面色㿠白少华，消瘦憔悴，脉缓无力，舌淡胖而光无苔。（赵明锐，1982.经方发挥［M］.太原：山西人民出版社：163.）

思考：

（1）试谈本案的中医诊断及病机分析。

（2）本案可采用什么治法？请写出具体处方及用药分析。

案4 患者，女，45岁。患神经衰弱，经常头昏头痛，心烦失眠，精神疲倦，记忆减退，血压波动在130～145/80～90mmHg*，舌红无苔，脉象弦细。曾服谷维素、氯氮䓬、补脑汁等药无效。（谭日强，2006.金匮要略浅述［M］.北京：人民卫生出版社：107.）

思考：

（1）本案的病因病机是什么？

（2）宜选何法、何方为主治疗？

（3）所用方剂体现了首篇哪一条原文的思想？

案5 陈镜湖，万县人，半业医，半开药铺，有女年十七，患干血痨。经停逾年，潮热，盗汗，咳逆，不安寐，皮肉消脱，肌肤甲错，腹皮急，唇舌过赤，津少，自医无效，住院亦无效，抬至我处，困疲不能下轿，因就轿诊治。脉躁急不宁，虚弦虚数。（冉雪峰，1962.冉雪峰医案［M］.北京：人民卫生出版社：60.）

思考：

（1）本案症状描述有何特征？

（2）本案的病因病机是什么？

（3）本案治疗原则是什么？可以用何方治疗？

（4）该方的组方特点是什么？

---

* 1mmHg≈0.133kPa。

肺痿肺痈咳嗽上气病脉证治第七

脉证十五条　方十六首

本篇所论肺痿、肺痈、咳嗽上气三病均属肺脏病证，均有咳嗽、咳吐痰涎等症候，故此合为一篇。

肺为“五脏之华盖”，为“娇脏”，不耐寒热，易寒易热，且肺气通于鼻，易为外邪所袭。因此，肺脏病证多因外邪诱发，致使肺的宣肃失职，从而出现相应的各种症候。

第一节　肺　痿　病

痿，即痿弱不振、痿废不用之意。

肺痿病，即肺热叶焦，肺气痿弱，既失于宣发，亦失于清肃，以咳嗽、多唾涎沫及短气为主症的疾病。

前一篇论虚劳病，论及肾、脾胃、肝、心等脏腑虚劳的证治，本篇肺痿病亦可看作肺的虚劳病。

【经典回顾】

问曰：热在上焦者，因咳为肺痿。肺痿之病，何从得之？师曰：或从汗出，或从呕吐，或从消渴，小便利数，或从便难，又被快药下利，重亡津液，故得之。

曰：寸口脉数，其人咳，口中反有浊唾涎沫者何？师曰：为肺痿之病。若口中辟辟燥，咳即胸中隐隐痛，脉反滑数，此为肺痈，咳唾脓血。

脉数虚者为肺痿，数实者为肺痈。（一）

肺痿，吐涎沫而不咳者，其人不渴，必遗尿，小便数，所以然者，以上虚不能制下故也。此为肺中冷，必眩，多涎唾，甘草干姜汤以温之。若服汤已渴者，属消渴。（五）

甘草干姜汤方：

甘草四两（炙）　干姜二两（炮）

上㕮咀，以水三升，煮取一升五合，去滓，分温再服。

大逆上气，咽喉不利，止逆下气者，麦门冬汤主之。（十）

麦门冬汤方：

麦门冬七升　半夏一升　人参二两　甘草二两　粳米三合　大枣十二枚

上六味，以水一斗二升，煮取六升，温服一升，日三夜一服。

【辨病思路】

1. 辨肺痿与肺痈

二者均见脉数、咳嗽、咳痰等脉症，但肺痿乃肺气痿废不用，属肺虚劳，故病程久，脉虚数，或伴口干、气短、潮热、盗汗等气阴两伤之候，或伴咳而夜甚、痰多稀白、眩晕、咳甚则遗尿等肺阳虚之候；而肺痈乃风邪热毒内舍于肺，灼伤肺络，腐败血肉，邪正剧烈交争所致，故多为新发病，脉滑数，常有胸痛、高热、寒战、咳吐脓血相兼的腥臭浊痰等痰热瘀滞之见症。据此，二者可资辨别。

2. 辨肺痿与肺痨

“热在上焦者，因咳为肺痿”，肺津消灼，虚热内生，久咳耗气伤津，故肺痿以虚热证多见，病久可阴损及阳，亦可见虚寒证。此病即后世医家所谓“劳嗽”。肺痨则因感受痨瘵虫毒所致，亦可有肺虚热之见症，但常伴胸痛、咳血等症候，俗称“痨病”，可与肺痿相鉴别。

【证治特点】

1. 虚热肺痿

咳嗽，痰少难出，咽喉不利，口干，短气，潮热，盗汗，脉细数，此属虚热肺痿，治以麦门冬汤。

2. 虚寒肺痿

咳嗽，痰多稀白，头眩，短气，畏冷，小便数，咳甚则遗尿，脉或滑或沉迟或濡细或虚弱，此属虚寒肺痿，治以甘草干姜汤。

【医案列举】

案 1 患者，女，45 岁。患慢性支气管炎，每届冬季发作，咳吐涎沫，头眩短气，小便频数自遗，其人身体白胖，平时容易感冒，舌苔薄白，脉象虚弱。（谭日强，2006.金匮要略浅述［M］.北京：人民卫生出版社：118.）

思考：

（1）结合本篇内容，本案可以按照何种病证进行论治？

（2）本案宜选何法、何方为主治疗？简要阐述理由。

案 2 患者，男，80 岁。素患慢性支气管炎，年老体弱，卧床已半年，最近出现头晕耳鸣，如坐舟车之中，感觉房子、桌椅旋转，耳鸣如潮水，不能起床，不敢张目，同时伴咳嗽气急，咳唾涎沫和胸闷不适感，听诊右中下肺野有散在中小水泡音，曾用四环素等消炎止咳药，无效。又用天麻钩藤饮、百合固金汤等加减方，治疗无效。眩晕日见加重，咳唾涎沫不止，思热饮，不欲食，请余诊治，症如上述，面色萎黄，舌苔薄白，脉象沉细。（何崇湘，1983.甘草干姜汤治疗眩晕病［J］.新中医，（10）：20.）

思考：

（1）本案症状描述有何特征，归属于何种病证？

（2）本案的病因病机是什么？

（3）本案治疗原则是什么，如何选方用药？

案 3 患者，男，18 岁。2008 年 6 月 8 日初诊，主诉：反复鼻衄半年余。现病史：患者半年前开始出现鼻衄，偶伴齿衄，多次在五官科门诊检查治疗，未发现明显器质性病变，予以对症处理后出血可止，但常因受热、进食辛辣食物及烦劳而诱发，甚以为苦。现症：形体消瘦，鼻衄，血色鲜红，鼻干，口干咽燥，无鼻塞流涕，舌质红，苔少，脉细数。（娄勍，谢君，2012. 麦门冬汤临床应用举隅［J］. 中医研究，25（5）：47-49.）

思考：

（1）本案的中医诊断及病机是什么？

（2）宜选何法、何方为主治疗？

（3）写出具体处方及用药分析。

案 4　患者，男，35 岁。患肺结核多年，经常有咳嗽，喉间有痰阻滞，吐咯不爽，动易气逆心悸，肌肤消瘦，面色不荣，肢体乏力，食欲锐减，舌苔薄而不润，脉象微数带有弦象。（许国华，1960.麦门冬汤的运用［J］.浙江中医杂志，（2）：77.）

思考：

（1）结合本篇内容，该病属于何种病证？

（2）该病的病因病机是什么？

（3）写出具体处方及用药分析。

案 5　患者，男，15 岁。患支气管炎，久咳不止，口干咽燥，其家长曾疑为肺结核，经 X 线透视，心肺正常，膈肌平滑运动正常，饮食尚可，大便干燥，舌红无苔，脉虚而数。（谭日强，2006.金匮要略浅述［M］.北京：人民卫生出版社：122.）

思考：

（1）本案的中医诊断及病机是什么？

（2）结合本篇内容，本案宜选用何法治疗？

（3）写出你认为适合的处方及用药。

第二节　肺　痈　病

肺痈病是感受风邪热毒导致肺生痈脓之病，以咳嗽、胸痛、吐腥臭脓痰为主症。

【经典回顾】

问曰：病咳逆，脉之何以知此为肺痈？当有脓血，吐之则死，其脉何类？师曰：寸口脉微而数，微则为风，数则为热；微则汗出，数则恶寒。风中于卫，呼气不入；热过于荣，吸而不出。风伤皮毛，热伤血脉。风舍于肺，其人则咳，口干喘满，咽燥不渴，时唾浊沫，时时振寒。热之所过，血为之凝滞，蓄结痈脓，吐如米粥。始萌可救，脓成则死。（二）

肺痈，喘不得卧，葶苈大枣泻肺汤主之。（十一）

葶苈大枣泻肺汤方：

葶苈（熬令黄色，捣丸如弹丸大）　大枣十二枚

上先以水三升，煮枣取二升，去枣，内葶苈，煮取一升，顿服。

肺痈胸满胀，一身面目浮肿，鼻塞清涕出，不闻香臭酸辛，咳逆上气，喘鸣迫塞，葶苈大枣泻肺汤主之。（十五）

咳而胸满，振寒脉数，咽干不渴，时出浊唾腥臭，久久吐脓如米粥者，为肺痈，桔梗汤主之。（十二）

桔梗汤方：亦治血痹。

桔梗一两　甘草二两

上二味，以水三升，煮取一升。分温再服，则吐脓血也。

【辨病思路】

1. 辨肺痈病病因病机

肺痈病为外感风邪热毒，邪热壅肺，外风内热由气入营，热壅血瘀，腐败血肉，蓄结痈脓。

2. 辨肺痈病临床表现

肺痈病临床可分表证期、酿脓期和溃脓期三个病理阶段。表证期风热袭于肌表，可见脉浮数、自汗、发热恶寒、咳嗽等症。酿脓期因实热壅肺，脉滑数有力；热盛伤津，则口中辟辟燥；气道不利则胸中隐痛；痰热阻肺，肺气壅滞，宣降失职，故胸部胀满不能平卧；肺失通调，不能输布津液，饮停肌肤则身体面目浮肿；肺窍不利，嗅觉失灵，故鼻塞流清涕，闻不到香臭酸辛气味；肺失肃降，痰壅气逆，则咳逆上气，喘鸣迫塞。溃脓期因热毒壅肺，肺气不利，故咳嗽胸满，肺主皮毛，邪热壅肺，正邪相争，故振寒脉数；热在阴血，故虽口咽干燥而不欲饮水；热盛肉腐成脓，脓溃外泄，故浊唾腥臭，日久吐脓如米粥。

【证治特点】

病人初有“鼻塞清涕出”等表寒见症，又有咳喘气逆等里饮见症，故当先服小青龙汤表里同治；待表解后再服葶苈大枣泻肺汤泻肺逐饮以治里饮。酿脓期邪实痰壅气闭，咳逆上气，喘鸣迫塞，治以葶苈大枣泻肺汤泻肺逐饮，涤痰开闭。葶苈子辛苦寒，能泻肺清热，涤痰逐饮；恐其力猛伤正，故佐大枣以缓和药性，安中和胃，使攻邪而不伤正。瘀热蓄结痈脓已成，以咳吐脓血腥臭为主症，治以桔梗汤排脓解毒。服药后脓血痰排出，为药已中病的反应。葶苈大枣泻肺汤为泻肺峻剂，适用于肺痈初中期，表证已解而邪实壅肺，病势较急者。桔梗汤排脓解毒治肺痈脓已成，多见于中后期，病势相对稍缓，其病势已逐渐转虚。两方均可与《千金》苇茎汤合用，增强清肺化痰、活血排脓之功。

“始萌可救，脓成则死”，说明肺痈病初起时治疗较容易，化脓后治疗较难，到吐脓血时则难治，甚至导致死亡，因此应早期抓紧治疗。

本节用方除治疗肺痈外，还可用于急慢性咽喉炎、扁桃体炎、喘息性支气管炎、大叶性肺炎、渗出性胸膜炎、支气管扩张、肺心病等的辨治。

【医案列举】

案 1 辛未七月中旬，余治一陈姓疾。初发时，咳嗽，胸中隐隐作痛，痛连缺盆。其所吐者，浊痰腥臭，与悬饮内痛之吐涎沫，固自不同。（曹颖甫，2008.经方实验录［M］. 北京：学苑出版社：164.）

思考：

（1）本案的中医诊断、西医诊断及病机分别是什么？

（2）宜选用何法、何方治疗？

（3）写出具体处方及用药分析。

案 2 一妇平日持齐，肠胃素枯，天癸绝后，经犹不止，似有崩漏之意。嘉言治已痊可，时值秋燥，人多病咳，而血虚津枯之体，受伤犹猛，胸胁紧胀，上气喘急，卧寐不宁。咳动则大痛，痰中带血而腥，食不易入，声不易出，寒热交作。申、酉二时，燥金用事，诸苦倍增。其脉时大时小，时弦紧，时牢伏。服清肺药，如以勺水沃焦，无裨缓急。（顾靖远，2014.顾松园医镜［M］.北京：中国医药科技出版社：199.）

思考：

（1）结合本篇内容，本案的中医诊断是什么？

（2）本病的病因病机如何分析？

（3）写出具体处方及用药分析。

案 3 王宇泰治一妇，感冒风寒，或用发表之剂，反咳嗽喘急，饮食少思，胸膈不利，大便不通，右寸关脉浮数。（俞震，2014.古今医案按［M］.北京：中国医药科技出版社：237.）

思考：

（1）本案症状描述有何特征？

（2）本案的病因病机是什么？

（3）本案治疗原则是什么？可以考虑的方剂有哪些？

案4 江应宿治贡士汪宾篁，患带下赤白月余。江诊视，投药数剂而愈。六脉洪数不减，即告之曰：公年高，足三阴虚损不能相生。当滋化源，否则恐生他病。与六味地黄丸加生脉散因循半个月，未及修制，遂觉右乳旁牵痛，面赤，吐痰腥臭。脉洪大浮数，按之无力。（江瓘，2005.名医类案［M］.北京：人民卫生出版社：416.）

思考：

（1）试谈本案的中医诊断及病机分析。

（2）写出具体处方及用药分析。

案5 苏州钱君复庵，咳血不止，诸医以血证治之，病益剧。余往诊，见其吐血满地，细审之，中似有脓而腥臭者。（徐大椿，2008.洄溪医案［M］.北京：学苑出版社：42.）

思考：

（1）本案属于中医的何种病证？

（2）结合本篇内容，如何进行病机分析？

（3）写出具体处方及用药分析。

第三节　咳嗽上气病

咳嗽上气病即咳嗽气逆之病，以咳嗽、气喘为主症。临证分虚、实两类，本节以外邪内饮，肺失宣降的实证为主。

【经典回顾】

上气面浮肿，肩息，其脉浮大，不治。又加利尤甚。（三）

上气喘而躁者，属肺胀，欲作风水，发汗则愈。（四）

咳而上气，喉中水鸡声，射干麻黄汤主之。（六）

射干麻黄汤方：

射干十三枚　麻黄四两　生姜四两　细辛　紫菀　款冬花各三两　五味子半升　大枣七枚　半夏八枚（大者，洗）

上九味，以水一斗二升，先煮麻黄两沸，去上沫，内诸药，煮取三升，分温三服。

咳逆上气，时时吐浊，但坐不得眠，皂荚丸主之。（七）

皂荚丸方：

皂荚八两（刮去皮，用酥炙）

上一味，末之，蜜丸梧子大。以枣膏和汤服三丸，日三夜一服。

咳而脉浮者，厚朴麻黄汤主之。（八）

厚朴麻黄汤方：

厚朴五两　麻黄四两　石膏如鸡子大　杏仁半升　半夏半升　干姜二两　细辛二两　小麦一升　五味子半升

上九味，以水一斗二升，先煮小麦熟，去滓，内诸药，煮取三升。温服一升，日三服。

脉沉者，泽漆汤主之。（九）

泽漆汤方：

半夏半升　紫参五两　泽漆三斤（以东流水五斗，煮取一斗五升）　生姜五两　白前五两　甘草　黄芩　人参　桂枝各三两

上九味，㕮咀，内泽漆汁中，煮取五升。温服五合，至夜尽。

咳而上气，此为肺胀，其人喘，目如脱状，脉浮大者，越婢加半夏汤主之。（十三）

越婢加半夏汤方：

麻黄六两　石膏半斤　生姜三两　大枣十五枚　甘草二两　半夏半升

上六味，以水六升，先煮麻黄，去上沫，内诸药，煮取三升，分温三服。

肺胀，咳而上气，烦躁而喘，脉浮者，心下有水，小青龙加石膏汤主之。（十四）

小青龙加石膏汤方：

麻黄　芍药　桂枝　细辛　甘草　干姜各三两　五味子　半夏各半升　石膏二两

上九味，以水一斗，先煮麻黄，去上沫，内诸药，煮取三升。强人服一升，羸者减之，日三服，小儿服四合。

【辨病思路】

1. 辨咳嗽上气病病因病机

本病多因外邪袭肺，肺失宣降，气不布津生痰或本有内饮伏肺，内外合邪导致。肺气郁滞，痰阻气道故咳喘气逆、吐痰或喉中痰鸣，甚至抬肩呼吸甚则不能平卧。

2. 辨咳嗽上气病临床表现

寒饮郁肺，肺失宣降，故咳喘气逆；痰饮壅肺，肺气上逆，痰随气逆，阻于咽喉，气道不利，痰气相击，故喉中痰鸣，有似蛙声。

饮热迫肺的肺胀病，内有伏饮，外感风热，饮热互结，壅迫于肺，肺失宣肃，则肺气胀满而咳嗽、喘息；饮热迫肺，肺气上逆，咳喘剧烈，则目睛胀突；病位在上兼表，病势急迫，病证属实，故脉浮大有力；尚有胸闷气促、喘不得卧、恶风发热、汗出、心烦、口渴喜冷饮、咳痰浓稠或色黄、舌红苔黄、脉数等症。

外寒内饮夹热的肺胀病，因胃脘停饮，上逆蕴肺，复感风寒，内外合邪，肺失宣肃，故肺气胀满而咳嗽喘息；饮郁化热，上扰心神，故烦躁不安；外感风寒，则脉浮；尚有恶寒发热、身疼无汗、鼻塞流清涕、胸部胀闷、咳吐涎沫、舌苔白滑、脉浮而紧等症。肺胀由咳喘反复发作，迁延不愈发展而成，其咳喘程度较重，伴胸部胀满，憋闷窒塞，若形成痰瘀互结，阻碍肺气，则可见唇舌青紫、指甲紫暗。

寒饮夹热咳喘偏表者，因邪盛于上而近于表，病机为寒饮夹热，上迫于肺，其症除咳喘外，应有胸满不得卧、烦躁、口渴、脉浮数或浮紧等。寒饮停肺，久郁化热，其证类似悬饮，尚可见胸胁引痛、浮肿、小便不利等症。

痰浊壅肺，肺失宣肃，肺气上逆，故咳嗽气喘；黏稠痰液，随咳嗽气逆而出，故时时吐出稠痰；卧则痰浊更易随肺气上逆而阻塞气道，使呼吸更加困难，故但坐不得眠；伴见胸胁胀满、大便难、苔腻脉滑。

3. 辨咳嗽上气病预后

咳嗽上气有虚实之分。实证为邪实气闭而致，治以祛邪为主，包括解表、化饮等，其病情轻，预后好。虚证有属肺胃津伤，虚火上炎，肺气上逆者，症见咳喘、咽喉不利；亦有久病肺脾肾虚损，正虚气脱于上者，其病情重，预后差。临证当明辨虚实，以免发生虚虚实实之误。

【证治特点】

寒饮郁肺咳喘治以射干麻黄汤宣肺平喘，化饮降逆，其配伍寒温并用，散敛相合，以温散为主。饮热迫肺，热重于饮的肺胀，治以越婢加半夏汤宣肺泻热，化饮降逆。外寒内饮夹热的肺胀，治以小青龙加石膏汤解表化饮，宣肺平喘，兼清郁热。寒饮夹热迫肺，病势趋于表，治以厚朴麻黄汤散饮除热，宣肺平喘；寒饮停肺，久郁化热，邪盛于里，治以泽漆汤通阳逐饮，兼清郁热。若属痰浊壅肺，阻塞气道，咳喘势急，用涤痰降浊之峻剂皂荚丸主治。皂荚宣肺导滞，利窍涤痰之力较猛，常用于治疗急性支气管炎、顽固性哮喘、肺心病、肺脓肿、中风等病证属形气俱实者。气虚体弱，虽痰浊壅肺，不宜轻试。

本节治咳嗽上气病以祛邪治标为主，当病情缓解，咳喘、痰鸣已止，则当以扶正治本为主，视不同证候调补肺、脾、肾三脏或标本兼顾。临床所见支气管哮喘、喘息性支气管炎、上呼吸道感染、百日咳、肺气肿、肺心病、胸膜炎、胸腔积液及肺癌等可参考本篇用方治疗。

【医案列举】

案 1　冯仕觉，七月廿一日。自去年初冬始病咳逆，倚息，吐涎沫，自以为痰饮。今诊得两脉浮弦而大，舌苔腻，喘息时胸部间作水鸣之声。（曹颖甫，2008.经方实验录［M］.北京：学苑出版社：99.）

思考：

（1）本案属于中医的何种病证？

（2）结合本篇内容，如何进行病机分析？

（3）写出具体处方及用药分析。

案 2　患者，男，40 岁。患气喘病多年，每当发作之时，自服“百喘朋”能缓解症状。此次犯病，发作严重，又来求取“百喘朋”。当问及为何不愿服用汤药时，才知道原先曾服中药无数，但未见效果。经过反复劝说后，同意服汤药一试。症见喘咳痰多，脉弦，舌苔水滑，观其面色黧黑。（陈明，刘燕华，李芳，1996.刘渡舟临证验案精选［M］.北京：学苑出版社：20.）

思考：

（1）本案的病因病机是什么？

（2）本案的治疗原则是什么？可以考虑的方剂有哪些？

（3）写出具体处方及用药分析。

案 3　患者，女，46 岁。时值炎夏，夜开空调，当风取凉，患咳嗽气喘甚剧。西医用进口抗肺炎之药，不见效果，又延中医治疗亦不能止。请刘老会诊：患者咳逆倚息，两眉紧锁，显有心烦之象。舌质红绛，苔则水滑，脉浮弦，按之则大。（陈明，刘燕华，李芳，1996. 刘渡舟临证验案精选［M］. 北京：学苑出版社：20.）

思考：

（1）本案的病因病机是什么？有何特点？

（2）本案宜选何法、何方为主治疗？

案 4　患者，男，71 岁。患慢性支气管炎，阻塞性肺气肿 30 余年，咳痰喘反复发作，经常应用抗生素治疗。今年春季又因外感而宿疾复发，咳喘不得平卧。西医给予头孢唑啉钠、氨茶碱等西药抗炎、平喘治疗半个月，病情无缓解，症状如故，故转中医诊治。查体：咳嗽痰白质稠，喘促不得平卧，目如脱状、口干、口渴、便干、时有发热，微恶风寒，舌质红少津，苔黄腻，脉浮数而滑。（蔡丽威，于殿宏，于敏，等，2002.越婢加半夏汤治愈肺胀两则［J］.吉林中医药，22（5）：55.）

思考：

（1）本案的中医诊断及病机是什么？

（2）结合本篇内容，本案宜选用何法治疗？

（3）写出具体处方及用药分析。

案5 郑左，住方浜路口，年八十二岁。湿痰之体，咳嗽，四肢浮肿，病情属溢饮，原当发汗利小便。但以浊痰阻于胸膈，咳而上气，但坐不眠，痰甚浓厚。病急则治其标，法当先用皂荚丸以下胸膈之痰，俾大小便畅行，得以安睡，方是转机。今按两脉结代，结代之脉，仲景原以为难治。药有小效，方议正治。（曹颖甫，2008.经方实验录［M］.北京：学苑出版社：105.）

思考：

（1）本案的病因病机是什么？有何特点？

（2）本案正治是什么？

奔豚气病脉证治第八

论二首　方三首

奔即奔跑，豚即小猪，因本病发作时，其气攻冲，如豚之奔状，故名奔豚气。因本病发作症状独特，故单独成篇。其与《灵枢》中“肾积奔豚”和《素问》中“奔豚疝气”不同。

【经典回顾】

师曰：病有奔豚，有吐脓，有惊怖，有火邪，此四部病，皆从惊发得之。

师曰：奔豚病，从少腹起，上冲咽喉，发作欲死，复还止，皆从惊恐得之。（一）

奔豚气上冲胸，腹痛，往来寒热，奔豚汤主之。（二）

奔豚汤方：

甘草　芎䓖　当归各二两　半夏四两　黄芩二两　生葛五两　芍药二两　生姜四两　甘李根白皮一升

上九味，以水二斗，煮取五升。温服一升，日三夜一服。

发汗后，烧针令其汗，针处被寒，核起而赤者，必发奔豚，气从小腹上至心，灸其核上各一壮，与桂枝加桂汤主之。（三）

桂枝加桂汤方：

桂枝五两　芍药三两　甘草二两（炙）　生姜三两　大枣十二枚

上五味，以水七升，微火煮取三升，去滓，温服一升。

发汗后，脐下悸者，欲作奔豚，茯苓桂枝甘草大枣汤主之。（四）

茯苓桂枝甘草大枣汤方：

茯苓半斤　甘草二两（炙）　大枣十五枚　桂枝四两

上四味，以甘澜水一斗，先煮茯苓，减二升，内诸药，煮取三升，去滓，温服一升，日三服。

【辨病思路】

1. 辨奔豚气病病因病机

奔豚气病与惊恐等情志因素或误汗伤及心阳致下焦阴寒或夹水饮上逆，引动冲脉之经气上冲有关，其病位多在肝心肾，病性有寒热之别。

2. 辨奔豚气病临床表现

奔豚气病的临床特征是发作时患者自觉有气从少腹上冲至胸咽，痛苦欲死，冲气平复则如常人。另冲气上冲之时，常伴有胸闷窒塞、咽喉梗阻、呼吸困难。

肝郁气逆奔豚气病，因情志不遂，肝气郁结化热，肝气上逆，引动冲气上逆而发奔豚气，气上冲胸；肝郁气滞，经脉不畅，故少腹或胁下腹痛；肝与胆互为表里，肝郁则少阳之气不和，所以往来寒热；尚可伴胸闷心烦、呕恶、口苦、咽干、平素性情多疑善怒、善太息、善惊易恐、舌边尖红、苔薄黄、脉弦数等症。

阳虚寒逆奔豚气病，因患者已被发汗后，又用烧针方法强迫使汗，阳随汗泄，卫外不固，外寒乘虚从针孔而入，致局部血行瘀滞，形成红色结节，状如果核。汗为心液，过汗伤及心阳，致心阳虚弱，心火不能下济肾水，肾中阴寒之气上逆，引动冲气发奔豚，自觉有气从少腹上冲至心胸。

阳虚饮动欲作奔豚，因下焦素有水饮内停，气化不利，复因误发其汗，伤及心阳，上虚不能制下，下焦水饮内动，故脐下有跳动感，有引动冲气上冲之势。

【证治特点】

肝郁化热气逆证，治以奔豚汤养血调肝，泻热降逆。方中甘李根白皮味苦性寒，泻热降冲，专治奔豚气；黄芩佐甘李根白皮清肝胆之热；当归、白芍、川芎养血调肝；白芍配甘草缓急止痛，甘草尚可补脾，生用兼清热；葛根升脾阳助黄芩清热；生姜、半夏和胃降逆，全方泻肝实脾，肝脾同调。

阳虚寒逆证，当内外并治，外用灸法，温经散寒；内服桂枝加桂汤，和营卫，调阴阳，平冲降逆，重用桂枝既可平冲降逆，又能温经散寒。阳虚饮动欲作奔豚证，治以茯苓桂枝甘草大枣汤通阳降逆，培土制水。方中重用茯苓半斤，健脾利水，以防饮邪上逆。

奔豚气病多为功能性病变，可见于西医学的神经官能症、癔症等疾病。奔豚汤加减可治疗癔症、神经官能症、神经衰弱、更年期综合征及慢性肝胆疾病。桂枝加桂汤、茯苓桂枝甘草大枣汤加减可用于治疗心脏神经官能症、心源性水肿、慢性胃炎、冠心病等疾病。

【医案列举】

案 1 患者，男，32 岁。初诊诉右胸胁疼痛 3 天。自述 3 天前因工作中需要搬动贵重仪器，搬动过程中险些从手中滑脱，慌忙去接，不慎而致闪腰岔气，初起病情较轻，后逐渐加重，且感右下腹有一股气体向上冲撞至咽喉部，恐惧感，日 4～5 行，痛苦异常，发作后如常人。听其所述似有奔豚之症，观其舌偏红。（宋珺，王光辉，袁承臣，等，2013.奔豚汤治疗惊恐发作验案举隅［J］.中医临床研究，5（12）：95.）

思考：

（1）本案的中医诊断及病机是什么？

（2）结合本篇内容，本案宜选用何法、何方治疗？

案 2 患者，女，50 岁。患奔豚病半年余，每次发作时自觉有一股气，先从足内踝开始，沿两股内侧向上冲动，至小腹则小腹鼓起如木棒状，胀坠不舒，至心胸则觉胸中憋闷难忍，心悸，短气，头部冷汗淋漓，至咽喉则呼吸困难有窒息之感，精神极度紧张而恐怖欲死。稍顷气往下行，症状随之而减轻。如此每天发作三四次，患者苦不堪言。兼见腰部酸痛重着，带下清稀量多。望其面色青黄不泽，舌胖质嫩，苔白而润，切其脉来弦数而按之无力。（陈明，刘燕华，李芳，1996.刘渡舟临证验案精选［M］.北京：学苑出版社：130.）

思考：

（1）结合医案描述的症状，写出中医诊断及病机分析。

（2）本案治疗原则是什么？可以考虑的方剂有哪些？

案 3 患者，男，43 岁。有神经性头痛病史 10 余年，每因情志不畅或受热后复发。曾做头颅 CT 及眼底检查均无异常。先后服用镇脑宁、卡马西平、高乌甲素、维生素类及中药汤剂治疗，有逐渐加重之势。平素性情急躁易怒，口干口苦。此次因工作不顺心发作 2 天，头痛难忍，呈刺痛和跳痛，烦躁失眠，胸胁胀痛，不食，口服镇脑宁、布洛芬，肌内注射颅痛定后稍缓，过后其痛如前。诊见痛苦表情，其头痛发作时有气窜巅顶、头眼发胀欲仆之感，舌质略红，苔薄黄，脉弦紧。（马文奇，2000.奔豚汤新用［J］.中医杂志，41（2）：86.）

思考：

（1）本案症状描述有何特征？

（2）本案的病因病机是什么？

（3）本案治疗原则是什么？可以考虑的方剂有哪些？

案 4 患者，女性，65 岁。患者诉 1 个月前曾受到一次惊吓，自此之后出现脐下悸动。每次发作时自觉先出现脐下悸动，继而兼现胃脘部悸动，随后心中悸动不已，悸动之时，痛苦之感莫可名状，约半小时后诸症消失，复若常人，每日发作数次，每因受凉、劳累后发作或加剧，1 个月来甚以为苦。纳寐尚可，二便调，舌淡苔白微腻，脉弦迟。（李怀阔，2013.曲艳津主任医师应用桂枝加桂汤治疗奔豚气经验［J］.中国中医急症，22（4）：594.）

思考：

（1）本案的中医诊断及病因病机是什么？

（2）结合本篇内容，宜选何法、何方为主治疗？

（3）写出具体处方及用药分析。

案 5 患者，男，63 岁。脐下动悸，其势下趋，时轻时剧，日夜不休，甚则影响入睡，如此已 2 个月，精神疲惫，颇为叫苦。脉虚弦滑，舌苔淡黄边有齿印。（陈伯涛，1982.加味苓桂甘枣汤治疗脐下悸经验［J］.辽宁中医杂志，（12）：27.）

思考：

（1）本案的中医诊断和西医诊断分别是什么？

（2）结合本篇内容，如何进行病机分析？

（3）写出你认为适合的处方并加以分析。

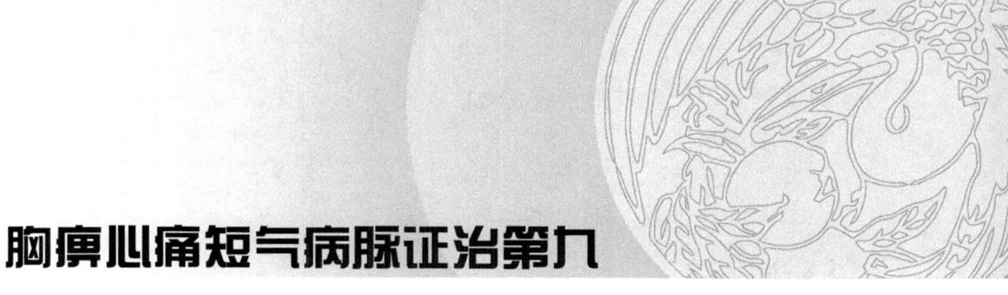

胸痹心痛短气病脉证治第九

论一首　脉证一条　方十首

本篇论述胸痹病与心痛病辨证论治，其中又以论胸痹病为主。短气为呼吸短促，常为胸痹病、心痛病兼见的症状。三者都是心胸部位的病变，症状上相互联系故合为一篇。

第一节　胸　痹　病

所谓痹者，闭而不通之义，胸痹病指胸膺满闷窒塞，甚至疼痛为主症的疾病，多伴有喘息咳唾、短气。

【经典回顾】

师曰：夫脉当取太过不及，阳微阴弦，即胸痹而痛。所以然者，责其极虚也。今阳虚知在上焦，所以胸痹、心痛者，以其阴弦故也。（一）

平人无寒热，短气不足以息者，实也。（二）

胸痹之病，喘息咳唾，胸背痛，短气，寸口脉沉而迟，关上小紧数，栝蒌薤白白酒汤主之。（三）

栝蒌薤白白酒汤方：

栝蒌实一枚（捣）　薤白半升　白酒七升

上三味，同煮，取二升，分温再服。

胸痹不得卧，心痛彻背者，栝蒌薤白半夏汤主之。（四）

栝蒌薤白半夏汤方：

栝蒌实一枚（捣）　薤白三两　半夏半升　白酒一斗

上四味，同煮，取四升，温服一升，日三服。

胸痹心中痞，留气结在胸，胸满，胁下逆抢心，枳实薤白桂枝汤主之，人参汤亦主之。（五）

枳实薤白桂枝汤方：

枳实四枚　厚朴四两　薤白半斤　桂枝一两　栝蒌实一枚（捣）

上五味，以水五升，先煮枳实、厚朴，取二升，去滓，内诸药，煮数沸，分温三服。

人参汤方：

人参　甘草　干姜　白术各三两

上四味，以水八升，煮取三升，温服一升，日三服。

胸痹，胸中气塞，短气，茯苓杏仁甘草汤主之；橘枳姜汤亦主之。（六）

茯苓杏仁甘草汤方：

茯苓三两　杏仁五十个　甘草一两

上三味，以水一斗，煮取五升，温服一升，日三服。不差，更服。

橘枳姜汤方：

橘皮一斤　枳实三两　生姜半斤

上三味，以水五升，煮取二升，分温再服。

胸痹缓急者，薏苡附子散主之。（七）

薏苡附子散方：

薏苡仁十五两　大附子十枚（炮）

上二味，杵为散，服方寸匕，日三服。

【辨病思路】

1. 辨胸痹病病因病机

“阳微”指上焦阳虚，“阴弦”泛指中下焦阴盛（包括寒、湿、痰饮等），二者是形成胸痹心痛不可缺少的因素。正虚之处，便成容邪之所，今上焦阳虚，阴邪太盛，阴乘阳位，痹阻胸阳，胸阳不通，则发生胸痹病。

2. 辨胸痹病临床表现

喘息咳唾，胸背痛，短气是胸痹病的典型症状。胸阳不足，痰浊上犯，阴乘阳位，肺失宣降，则喘息咳唾；心肺之俞穴在背，胸阳不振，阴邪阻滞，胸背之阳气痹而不通，故胸背痛；邪阻气机，气不接续，则短气。

痰饮壅盛重证，可见胸部憋闷、眩晕头重、恶心欲呕或多吐痰涎、舌质暗淡、舌苔白腻而厚、脉沉紧或弦滑。痰饮壅盛，气机阻滞重证，除见喘息咳唾、胸背痛、短气主症，因病情重，胸中气机阻滞病势由胸膺扩展至两胁，尚有心胸痞闷、胁下之气上冲心胸之症，兼腹胀不减、大便不畅、舌苔厚腻、脉弦紧。偏虚证者，病机为中阳虚寒，累及上焦，气虚寒凝，气机阻滞，兼四肢不温、倦怠少气、声低懒言、纳呆便溏、舌淡苔薄白、脉迟无力。

胸痹轻证见“胸中气塞，短气”之症，其症由饮阻气滞所致。偏于饮阻者，为痰饮阻肺，肺气不利所致，尚有咳嗽、吐涎沫、小便不利等症。偏于气滞者，为寒饮停胃，胃气上逆、肺气不降所致，尚有心下痞满、呕吐清水等症。

胸痹急症为寒湿阻滞，胸阳痹阻，临床表现为发病急骤，胸背痛剧烈，且伴有畏寒肢冷、筋脉拘挛性疼痛、舌质暗淡、苔白腻、脉沉迟或弦紧等症。

【证治特点】

由于胸痹病病情有轻重缓急之别，故证治各异。胸痹病的典型证，治以栝蒌薤白白酒汤通阳宣痹，豁痰利气。栝蒌苦寒滑润，宽胸利气，豁痰散结；薤白辛苦温，通阳宣痹，泄浊行气，又可制约栝蒌寒性太过；白酒辛温，轻扬善行，引药上行，通阳宣痹。三药合用，寒温互佐，使痰去阳通，气机调畅，则胸痹可愈，三药是胸痹病的重点用药。

痰饮壅盛重证，痰浊较上条为甚，在上方基础上加半夏，以增强降逆化痰逐饮的功效。胸痹病气机阻滞偏实证与偏虚证治法不同为仲景同病异治的思想体现。偏实者以枳实薤白桂枝汤急者治标；偏虚者中阳虚寒为患，故以人参汤缓者治本，塞因塞用。

轻证的异治，偏于饮阻者，治以茯苓杏仁甘草汤健脾利饮，理肺降气；偏于气滞者，治以橘枳姜汤温胃散饮，理气降逆。虽有偏于饮阻、气滞之别，但二者可互相影响，难以截然分开，因此临床两方可合用。

胸痹病急证治以薏苡附子散散寒除湿，温经止痛。炮附子温经散寒，通阳止痛；薏苡仁除湿宣痹，缓解筋脉挛急，且其性味甘淡微寒，可防附子辛温太过；以散为剂，意在取效迅速以缓急痛。

胸痹病主要类似于现代医学慢性肺部疾病、冠心病、心绞痛、心肌缺血、心肌炎、心律失常等，其他疾病如肋间神经痛、肋软骨炎、胸部软组织损伤、乳腺增生、慢性胆囊炎、慢性胃炎等符合本篇方证病机者也可按胸痹病辨证施治。

【医案列举】

案 1 病者但言胸背病，脉之，沉而涩，尺至关上紧，虽无喘息咳吐，其为胸痹，则确然无疑。问其业则为缝工，问其病因，则为寒夜伛偻制裘，裘成稍觉胸闷，久乃作痛。（曹颖甫，2014.金匮发微［M］.北京：中国医药科技出版社：68.）

思考：

（1）本案的中医诊断及病因病机是什么？

（2）结合本篇内容，宜选何法、何方为主治疗？

（3）写出具体处方及用药分析。

案 2 患者，女，65 岁。右胁痛，阵发性加剧 2 年余。患者性格孤僻，易生闷气，并常畏寒怕冷。每遇生气或受寒便感右胁下疼痛，呈阵发性加剧。痛时多放射至右肩背，平卧则痛甚，常伴气短胸闷，口苦腹胀，嗳气纳差。曾在医院查 B 超诊为慢性胆囊炎，服多种药物疗效不佳而求治。症见患者神情郁闷，手按右胁，面色㿠白，舌质淡，苔浊腻，脉弦滑。B 超示胆囊收缩功能差。心电图示心肌呈缺血性改变。（毛进军，毛进伟，2001.经方简药巧治痛症［J］.中国中医急症，10（6）：376.）

思考：

（1）结合本篇内容，本案可以按照何种病证进行论治？

（2）本案宜选何法、何方为主治疗？简要阐述理由。

案 3 患者，女，62 岁。哮喘间断发作 10 余年，此次发病月余，在当地服药无效，因其女在我院学习，故来昌诊治。自诉气喘，动则加剧，登楼需人扶持，喉中有水鸡声，胸闷特甚，心慌心跳，背心怕冷，咳嗽痰白稀，口稍渴，欲热饮，量不多，纳差，食后脘胀，头昏无力，大便软，苔白根稍厚，脉沉弦寸弱有间歇。（伍炳彩，伍建光，2001.心律失常治法探讨［J］.江西中医药，32（5）：1-4.）

思考：

（1）本案的中医诊断、西医诊断及病机是什么？

（2）本案的病因病机是什么？

（3）本案治疗原则是什么？可以考虑的方剂有哪些？

案 4 患者，男，42 岁。心悸，有时胸痛彻背，按其部位是心前区，询其胀痛为阵发性，左颈左肩都痛，是冠心病征象。体材中等，面色晦滞，舌质正常，舌苔白，大便正常，小便清长，畏寒，肢冷，脉弦。（湖南省中医药研究所，1981.湖南省老中医医案选［M］.长沙：湖南科学技术出版社：127.）

思考：

（1）本案的中医诊断及病机是什么？

（2）本案宜选用何法、何方治疗？

案 5 患者，女，75 岁。冠心病病史多年。来诊时诉冠心病支架术后 10 个月，又发心悸、胸闷、气短动则喘满，下肢凹陷性浮肿，双侧腓肠肌胀痛，咳嗽白痰，脉缓，苔白略厚，舌质正常。支架术后未及 1 年，西药治疗未断而旧病复发。（梅国强，2016.经方为主治疗冠心病临证撮要［J］.中国中医基础医学杂志，22（6）：800.）

思考：

（1）本案的中医诊断及病因病机是什么？

（2）结合本篇内容，宜选何法、何方为主治疗？

（3）写出具体处方及用药分析。

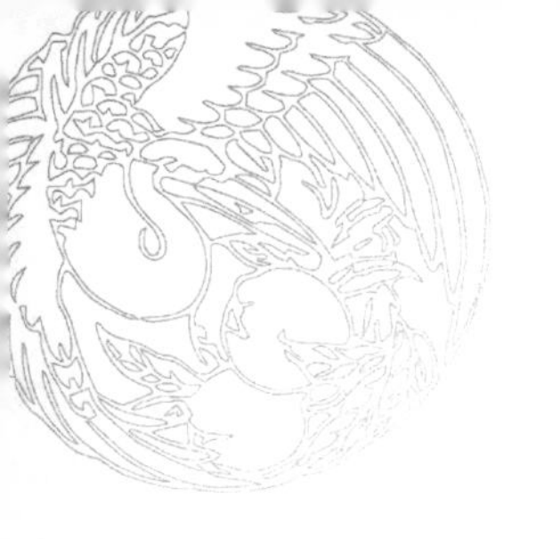

第二节 心痛病

心痛病与胸痹病密切相关，以心前区疼痛，甚者痛彻背部为主要特点。

【经典回顾】

心中痞，诸逆心悬痛，桂枝生姜枳实汤主之。（八）
桂枝生姜枳实汤方：
桂枝　生姜各三两　枳实五枚
上三味，以水六升，煮取三升，分温三服。
心痛彻背，背痛彻心，乌头赤石脂丸主之。（九）
乌头赤石脂丸方：
蜀椒一两　乌头一分（炮）　附子半两（炮）　干姜一两　赤石脂一两
上五味，末之，蜜丸如梧子大，先食服一丸，日三服。不知，稍加服。

【辨病思路】

1. 辨心痛病病因病机

阳微指上焦阳虚，阴弦泛指中下焦阴盛。正虚之处，便成容邪之所，今上焦阳虚，阴邪太盛，阴乘阳位，痹阻胸阳，胸阳不通，则发生心痛病。

2. 辨心痛病临床表现

寒饮气逆心痛轻证者，因胸阳不足，中焦寒饮上逆，阻滞气机，故心胸中痞闷不舒；阴寒与水饮上承，痹阻心阳，阳气不通则心胸憋闷窒痛；诸邪上逆，发作有时，见心窝部向上牵引作痛。

阴寒痼结心痛重证者，因阳气虚衰，阴寒极盛，寒气痼结，胸阳痹阻，心肺同居胸中，其俞穴在背，今胸阳痹阻，不能通达于背，故心胸疼痛牵引至背，背部疼痛牵引至心胸；其临床表现为痛无休止，病势急剧，伴四肢厥冷，出冷汗、面色发青、舌质暗淡苔白、脉沉紧。

【证治特点】

寒饮气逆心痛轻证，治以桂枝生姜枳实汤通阳散饮，下气降逆。此方临床可治疗冠心病心绞痛、心肌梗死、心肌缺血及肋间神经痛等病证属寒饮气逆者。

阴寒痼结心痛重证，治以乌头赤石脂丸温阳破阴，逐寒止痛。乌头、蜀椒、干姜大辛大热之品同用，温阳扶正固本，逐阴散寒止痛，标本兼顾，佐以赤石脂，取其固摄之性，收敛阳气，以防辛热之品发散太过。本方临床可用于治疗冠心病心绞痛、心肌梗死及脘腹痛属阳气虚衰，阴寒痼结者。

【医案列举】

案 1　患者，男，45 岁。近年来自觉胸中郁闷，常欲太息，胃中嘈杂，时有涎唾。最近胸前压痛感，心悬如摆，短气不足以息，闻声则惊，稍动则悸，心烦失眠，精神困倦，食纳尚可，口干不欲饮，小便频而短，体质肥胖，素贪甘脂。舌胖苔白，脉弦而数。（李聪甫，1983.试论胸痹与脾胃辨证的关系［J］.中医杂志，(1)：13.）

思考：

（1）本案的中医诊断及病机是什么？

（2）本案宜选用何法、何方治疗？

案 2 患者，女，27 岁。妊娠 43 天，9 月 8 日曾经出现阴道少量出血，当天出血即止。嘈杂，恶心，口不渴，纳欠，二便正常。舌淡红，苔薄白，脉细。（马大正，2006.运用仲景小方治疗妊娠恶阻验案六则［J］.甘肃中医，19（12）：7.）

思考：

（1）本案的病因病机是什么？有何特点？

（2）宜选何法、何方为主治疗？

（3）写出具体处方及用药分析。

案 3 患者，男，45 岁。有胃病多年，近 3 个月加重，多家医院检查、中西医治疗，无效。其主要表现为胃部不适，稍微干点重活如搬动几块红砖就感觉上腹部疼痛，自述胃好像被什么东西拉着的感觉，且疼痛剧时还有恶心呕吐感，不能回工地上班。从外观看患者没有什么异常，稍微有些偏瘦，舌淡苔白，脉偏弦，多次胃镜检查为浅表性胃炎或糜烂，上消化道钡透示胃有轻度下垂，血糖、血压等均正常。（陈亚兵，2013.经方临证验案举隅［J］.江西中医药，44（1）：26.）

思考：

（1）本案的中医诊断、西医诊断分别是什么？

（2）本案的病因病机是什么？

（3）该案当如何辨证立法？宜选何方？

案 4 患者，女，59 岁。主诉心绞痛时常发作已 10 余年，伴有胸闷、怕冷、夜尿频，每夜 3～4 次。便溏，五更泻，大便每日 1～2 次。心电图示 ST 段改变，肢体导联低电压。脉缓，舌淡胖，有齿痕。西医诊断冠心病心绞痛。（刘俊士，1987.乌头赤石脂丸的辨证新用［J］.北京中医杂志，（4）：28.）

思考：

（1）结合原文，分析本病属于何种病证？

（2）结合本篇内容，如何进行病因病机分析？

（3）写出具体处方及用药分析。

案 5 患者，男，54 岁。约 1 个月前夜间突发胸前区剧烈疼痛，经急诊留观，行心肌酶谱、肌钙蛋白、心电图、冠脉 CTA 等检查排除心肌梗死、主动脉夹层等疾病，急诊胃镜提示慢性萎缩性胃炎、十二指肠球部溃疡、中度肠上皮化生，C^{13} 呼气试验检测结果阳性。经质子泵抑制剂、三联杀幽门螺杆菌治疗后症状有所缓解，但仍多于夜间或遇冷后出现胸前区疼痛剧烈，时牵涉后背疼痛，伴见冷汗淋漓、四肢厥冷，时感腹部拘挛疼痛，遇寒加重，食后便溏，苔薄白，脉沉紧。（司静静，邵鑫，2017.《金匮要略》乌头赤石脂丸适应证之我见［J］.49（9）：68.）

思考：

（1）本案症状描述有何特征，归属于何种病证？

（2）本案的病因病机是什么？

（3）本案治疗原则是什么？如何选方用药？

腹满寒疝宿食病脉证治第十

论一首　脉证十六条　方十四首

本篇论述腹满、寒疝、宿食三病的辨治。因三病病位、症状、治法有相类之处，故合为一篇。腹满病是以腹部胀满为主症的疾病。寒疝病是因寒气攻冲引起的以腹中拘急疼痛为主症的疾病，与阴狐疝及疝气不同。宿食病即伤食或食积，由于脾胃功能失常或暴饮暴食，食物经宿不消，停于胃肠，伤及脾胃所致的疾病。

第一节　腹　满　病

腹满病是以腹部胀满为主症的疾病。其证有寒热虚实之不同，实热证多与胃肠有关或涉及少阳胆；虚寒证多与太阴脾有关或涉及肝肾。

【经典回顾】

趺阳脉微弦，法当腹满，不满者必便难，两胠疼痛，此虚寒从下上也，当以温药服之。（一）

病者腹满，按之不痛为虚，痛者为实，可下之。舌黄未下者，下之黄自去。（二）

腹满时减，复如故，此为寒，当与温药。（三）

病者痿黄，躁而不渴，胸中寒实而利不止者，死。（四）

寸口脉弦者，即胁下拘急而痛，其人啬啬恶寒也。（五）

夫中寒家，喜欠，其人清涕出，发热色和者，善嚏。（六）

中寒，其人下利，以里虚也，欲嚏不能，此人肚中寒。（七）

夫瘦人绕脐痛，必有风冷，谷气不行，而反下之，其气必冲。不冲者，心下则痞。（八）

病腹满，发热十日，脉浮而数，饮食如故，厚朴七物汤主之。（九）

厚朴七物汤方：

厚朴半斤　甘草　大黄各三两　大枣十枚　枳实五枚　桂枝二两　生姜五两

上七味，以水一斗，煮取四升，温服八合，日三服。呕者，加半夏五合，下利去大黄，寒多者，加生姜至半斤。

腹中寒气，雷鸣切痛，胸胁逆满，呕吐，附子粳米汤主之。（十）

附子粳米汤方：

附子一枚（炮）　半夏半升　甘草一两　大枣十枚　粳米半升

上五味，以水八升，煮米熟汤成，去滓，温服一升，三日服。

痛而闭者，厚朴三物汤主之。（十一）

厚朴三物汤方：

厚朴八两　大黄四两　枳实五枚

上三味，以水一斗二升，先煮二味，取五升，内大黄，煮取三升。温服一升，以利为度。

按之心下满痛者，此为实也，当下之，宜大柴胡汤。（十二）

大柴胡汤方：

柴胡半斤　黄芩三两　芍药三两　半夏半升（洗）　枳实四枚（炙）　大黄二两　大枣十二枚　生姜五两

上八味，以水一斗二升，煮取六升，去滓，再煎。温服一升，日三服。

腹满不减，减不足言，当须下之，宜大承气汤。（十三）

大承气汤方：

大黄四两（酒洗）　厚朴半斤（去皮，炙）　枳实五枚（炙）　芒硝三合

上四味，以水一斗，先煮二物，取五升，去滓，内大黄，煮取二升，内芒硝，更上火微一二沸。分温再服，得下，余勿服。

心胸中大寒痛，呕不能饮食，腹中寒，上冲皮起，出见有头足，上下痛而不可触近，大建中汤主之。（十四）

大建中汤方：

蜀椒二合（去汗）　干姜四两　人参二两

上三味，以水四升，煮取二升，去滓，内胶饴一升，微火煎取一升半。分温再服，如一炊顷，可饮粥二升，后更服，当一日食糜，温覆之。

胁下偏痛，发热，其脉紧弦，此寒也，以温药下之，宜大黄附子汤。（十五）

大黄附子汤方：

大黄三两　附子三枚（炮）　细辛二两

上三味，以水五升，煮取二升，分温三服。若强人煮二升半，分温三服。服后如人行四五里，进一服。

寒气厥逆，赤丸主之。（十六）

赤丸方：

茯苓四两　乌头二两（炮）　半夏四两（洗）　细辛一两

上四味，末之，内真朱为色，炼蜜丸如麻子大。先食酒饮下三丸，日再夜一服；不知，稍增之，以知为度。

【辨病思路】

1. 辨腹满病病因病机

腹满病病因较复杂，可因于表邪内传、伤食、内伤等。其实热证者病位多在腑，因胃肠腑气不通，气机阻滞所致；虚寒证者病位多在脏，多与太阴脾有关或涉肝肾。

2. 辨腹满病临床表现

腹满病当辨病性之寒热虚实。虚寒者满痛时减，复如故，喜温喜按；实热者满痛不减；寒实者满痛不减，拒按而喜热。

实热证属里实兼太阳表证者，因外感风寒，表证未解，邪入阳明，从阳化热，故发热时日较久，脉浮而数；里热壅盛，阳明腑实，气机不通，故腹部胀满、大便不通，舌红苔黄。里实兼少阳证者，少阳之邪未得尽解，阳明里热结滞成实。其临床表现心下满痛拒按，痛及两胁，伴往来寒热、胸胁苦满、呕吐不止、郁郁微烦、大便秘结、舌红苔黄、脉弦数。里实胀积俱重，燥屎内结于肠，腑气不通，气机阻滞，故腹部持续胀满而无减轻之时；腹满拒按、潮热、谵语、大便秘结、舌苔黄燥、脉沉滑有力或滑数。

脾胃阳虚，水湿内停，阳气不通者，腹痛剧烈、胀满肠鸣；寒饮上逆，肝气郁滞，则胸胁逆满；寒湿停胃，胃气上逆则呕吐。其腹满痛的特点是喜温喜按、时有减轻，呕吐物多为痰涎清水或夹不消化食物，大便溏泄，四肢不温，舌淡苔白腻，脉沉迟。脾胃虚寒，中焦寒盛者，腹满痛，腹中寒

冷，痛势剧烈，不可用手触摸；疼痛部位广泛，上至心胸，下至腹部，内及脏腑，外涉经络，以致呕吐不能进食；脾胃阳衰，中焦寒盛，阴寒凝滞，寒气攻冲，见腹皮突起，出现包块，上下走动；其腹痛得温则减，手足逆冷，神疲畏寒，舌淡苔薄白，脉迟紧。

寒实内结，腑气不通者，因肝经凝滞，故胁下腹部偏痛；寒凝则气滞，故当腹冷痛胀满；正邪交争，营卫失和，见微热畏寒；腑气不通故大便秘结、腹满痛拒按、形寒肢冷、舌淡苔白厚、脉弦紧。

【证治特点】

虚寒证用温法，实热证用下法，寒实证用温下法。实热证属里实兼太阳表证，治以厚朴七物汤通腑泻热，兼解表邪；里实兼少阳证，治以大柴胡汤和解少阳，通腑泻热；里实胀重于积，见腹满痛，大便不通者，治以厚朴三物汤行气除满，通腑泻热；里实胀积俱重，治以大承气汤峻下通便，泻热除满。虚寒证属脾胃虚寒，水湿内停，治以附子粳米汤温中补虚，化湿降逆；脾胃虚寒，中焦寒盛，治以大建中汤温中散寒，建中缓急。寒实证属寒实内结，腑气不通，治以大黄附子汤温下寒实。

本篇用方临床可治疗慢性胃炎、胃与十二指肠球部溃疡、胃痉挛、胃扭转、结肠痉挛、肠梗阻、肠麻痹、十二指肠壅积症、胆囊炎、胆石症等以腹满痛为主症的疾病。

【医案列举】

案1 患者，男，12岁。前天下午在学校剧烈运动后，急饮凉气水2瓶，不久即觉身冷，腹胀，痞满，口淡不欲食。刻诊：脘腹胀满，胀痛，偶得失气后痛稍减，纳呆、泄泻、畏寒、手足不温，舌淡有瘀点，苔薄白腻，脉沉细略滑。（余祥贵，1989.厚朴七物汤加减治疗脘腹胀满疼痛［J］.四川中医，（11）：27.）

思考：

（1）本案的病因病机是什么？有何特点？

（2）宜选何法、何方为主治疗？

（3）写出具体处方及用药分析。

案2 彭君德初夜半来谓："家母晚餐后腹内痛，呕吐不止。煎服姜艾汤，呕痛未少减，且加剧焉，请处方治之。"吾思年老腹痛而呕，多属虚寒所致，处以砂半理中汤。黎明彭君仓卒入，谓服药痛呕如故，四肢且厥，势甚危迫，恳速往。问诣其家，见伊母呻吟床笫，辗转不宁，呕吐时作，痰涎遍地，唇白面惨，四肢微厥，神疲懒言，舌质白胖，按脉沉而紧。（赵守真，2008. 治验回忆录［M］. 北京：人民卫生出版社：56.）

思考：

（1）本案症状描述有何特征，归属于何种病证？

（2）本案的病因病机是什么？

（3）本案治疗原则是什么，如何选方用药？

案3 患者，男，48岁。患者于1985年患慢性浅表性胃炎，胃脘部疼痛，泛吐酸水，多年来每因进食生冷黏硬之物而反复发作。近3个月以来，病情骤然加重，胃脘部疼痛，嘈杂泛酸，饥时痛增，得食得温痛减，神疲乏力，身体瘦弱，气短言微，舌质暗淡，苔薄而腻，脉沉微弱。电子胃镜检查：浅表性胃炎；十二指肠球部溃疡（活动期）。（徐玲，2006.大建中汤临床应用举隅［J］.实用中医内科杂志，20（1）：50.）

思考：

（1）结合本篇内容，该病属于何种病证？

（2）该病的病因病机是什么？

（3）写出具体处方及用药分析。

案 4 患者，腹痛有年，理中四逆辈皆已服之，间或可止，但痛发不常，或一月数发，或两月一发，每痛多为饮食寒冷之所诱致，自常以胡椒末用姜汤冲服，痛得暂解。一日，彼晤余戚家，谈其病疾之异，乞为诊之。脉沉而弦紧，舌白润无苔，按其腹有微痛，痛时牵及腰胁。大便间日一次。少而不畅，小便如常。（赵守真，2008.治验回忆录［M］.北京：人民卫生出版社：58.）

思考：

（1）本案的中医诊断及病机是什么？

（2）结合本篇内容，本案宜选用何法治疗？

（3）写出你认为适合的处方及用药。

案 5 患者，女，41 岁。因腹痛 3 天来诊。该患者于 3 天前因心境欠佳，感到胃部不适，继而胃脘疼痛，连及腹部，遂到本市人民医院就诊，经查诊断为急性阑尾炎、阑尾脓肿，须手术治疗。因患者畏惧手术，故来我院就诊。诊见：一般状态可，神清，腹平软，患者右腹触及一约拳头大小包块，触痛明显，有反跳痛，身热，恶心畏寒，舌质红，苔黄厚，有芒刺，脉滑数。（郭洪仁，林小伟，郑玉莲，等，2003.大承气汤验案举隅［J］.吉林中医药，23（5）：45-46.）

思考：

（1）本案症状描述有何特征？

（2）本案的病因病机是什么？

（3）本案治疗原则是什么？可以考虑的方剂有哪些？

案 6 患者，女，35 岁。主诉：患胃脘痛 5 年。2 年来病情加重，咽喉不利，颈部绳束感，胸胁满闷，脘腹䐜胀，食后更甚，时呃逆呕吐，故不敢进食，痛苦异常。几年来屡治不效，曾在某医院行 X 线钡透检查，诊断为胃扭转。刻诊症见发热恶寒 3 天，心下痞满胀痛，脘部拒按，便秘尿黄，舌苔黄腻，脉弦滑。（张法运，王兴瑞，刘维盐，1988.大柴胡汤治愈胃扭转验案三例［J］.新中医（10）：48.）

思考：

（1）本案中医诊断及病机是什么？

（2）结合本篇内容，本案宜选用何法治疗？

（3）写出处方及用药分析。

第二节 寒 疝 病

疝，首见于《黄帝内经》，《素问・长刺节论》云："病在少腹，腹痛不得大小便，病名曰疝，得之寒。"尤在泾曰："疝者，痛也。不特睾丸肿痛为疝，即腹中攻击作痛，控引上下者，亦得名疝。"《诸病源候论》亦云："此由阴气积于内，寒气结搏而不散，腑脏虚弱，故风邪冷气，与正气相击，则腹痛里急，故云寒疝腹痛也。"由此可知，仲景所论之寒疝与《儒门事亲・卷二》"寒疝，其状囊冷，结硬如石，阴茎不举，或控睾丸而痛。得于坐卧湿地，或寒月涉水，或冒雨雪，或卧坐砖石，或风冷处使内过劳。宜以温剂下之"及《医学纲目・卷三》"疝图虽七，然寒疝即疝之总名"所论皆不同，乃以腹痛为主症，且遇寒即发，故谓之寒疝。

【经典回顾】

夫瘦人绕脐痛，必有风冷，谷气不行，而反下之，其气必冲，不冲者，心下则痞也。（八）

腹痛，脉弦而紧，弦则卫气不行，即恶寒，紧则不欲食，邪正相搏，即为寒疝。寒疝绕脐痛，

若发则白汗出，手足厥冷，其脉沉弦者，大乌头煎主之。（十七）

乌头煎方：

乌头大者五枚（熬，去皮，不㕮咀）

上以水三升，煮取一升，去滓，内蜜二升，煎令水气尽，取二升，强人服七合，弱人服五合。不差，明日更服，不可一日再服。

寒疝腹中痛，及胁痛里急者，当归生姜羊肉汤主之。（十八）

当归生姜羊肉汤方：

当归三两　生姜五两　羊肉一斤

上三味，以水八升，煮取三升，温服七合，日三服。若寒多者，加生姜成一斤；痛多而呕者，加橘皮二两、白术一两。加生姜者，亦加水五升，煮取三升二合，服之。

寒疝腹中痛，逆冷，手足不仁，若身疼痛，灸刺诸药不能治，抵当乌头桂枝汤主之。（十九）

乌头桂枝汤方：

乌头

上一味，以蜜二斤，煎减半，去滓，以桂枝汤五合解之，得一升后，初服二合，不知，即服三合；又不知，复加至五合。其知者，如醉状，得吐者，为中病。

桂枝汤方：

桂枝三两（去皮）　芍药三两　甘草二两（炙）　生姜三两　大枣十二枚

上五味，剉，以水七升，微火煮取三升，去滓。

【辨病思路】

1. 辨寒疝病病因病机

寒疝的病因病机为“腹痛，脉弦而紧，弦则卫气不行，即恶寒，紧则不欲食，邪正相搏，即为寒疝”。腹痛而见脉弦紧，“弦则卫气不行，即恶寒”，言胃阳亏虚，致卫气无以化生，卫气不足，失于温煦，则恶寒。乃李杲所言：“夫元气、谷气、荣气、清气、卫气、生发诸阳上升之气，此六者，皆饮食入胃，谷气上行，胃气之异名，其实一也。”又《伤寒论》第190条言：“阳明病，若能食，名中风；不能食，名中寒。”“紧则不欲食”，言外寒直中阳明，影响脾胃运化功能，故不欲饮食。此与本篇第八条“夫瘦人绕脐痛，必有风冷”相呼应。“邪之所凑，其气必虚”，外寒乘胃阳之虚而入，邪正相搏，发为寒疝，即《金匮要略心典》：“弦紧脉皆阴也。而弦之阴从内生，紧之阴从外得，弦则卫气不行而恶寒者，阴出而痹其外之阳也。紧则不欲食者，阴入而痹其胃之阳也。卫阳与胃阳并衰，而外寒与内寒交盛，由是阴反无畏而上冲，阳反不治而下伏，所谓邪正相搏，即为寒疝者也。”

2. 辨寒疝病疼痛部位

对于寒疝病疼痛部位，乌头桂枝汤证和当归生姜羊肉汤证皆言“腹中痛”，大乌头煎证和本篇第八条更明言“绕脐痛”，由此可见，寒疝疼痛部位主要是在腹部，其核心是脐之周围。盖“脐者，小肠之蒂也”，为腹部最薄弱之处，外寒之邪最易自脐而入并结于脐周。

【证治特点】

1. 寒疝有表里虚实之别，故其证治亦有不同

证属阴寒内结，寒气极盛，临床见发作性脐腹部剧痛，畏寒，手足厥冷，不欲饮食，甚者冷汗出，唇青面白，脉沉紧或沉伏，治宜大乌头煎破积散寒止痛。方中乌头大辛大热，擅祛沉寒痼冷而止痛，但因乌头有毒，故用白蜜解毒，且以其缓急止痛，并延长乌头之药效。证属阳虚寒盛，内外俱寒，临床见腹中痛，四肢逆冷，麻木不仁，身疼痛，舌淡苔白润，脉弦紧，治宜乌头桂枝汤表里双解。方中乌头温里散寒，蜜煎则解毒缓痛，合桂枝汤调和营卫以解表寒。证属血虚寒滞，临床见胁腹隐痛且拘急不舒，喜温喜按，面白少华，舌淡苔白润，脉细，治宜当归生姜羊肉汤养血散寒，即《金匮要略心典》："血虚则脉不荣，寒多则脉绌急，故腹胁痛而里急也。当归、生姜温血散寒，羊肉补虚益血也。"若寒重者，可多用生姜温散寒邪；痛甚而呕者，可加橘皮、白术理气健脾。

2. 以"当与温药"为总治则

寒疝病虽有内外皆寒、血虚有寒和阴寒痼结之不同，然病机离不开素体阳虚阴盛，外感寒邪，根据本篇第三条"腹满时减，复如故，此为寒，当与温药"，选用乌头、桂枝、生姜、羊肉等温性药物。治疗时，若妄用苦寒攻下，更伤阳气，不能制约阴寒之邪，必然上冲；若不上冲，则凝滞心下，而见心下痞。

3. 处方精练，药少力专

方药，少用独用，则力大而急；多用众用，则功分而缓，古人缓化之方皆然。本节治寒疝三方，大乌头煎只用乌头一味药，当归生姜羊肉汤用了当归、生姜、羊肉三味药，乌头桂枝汤则用了乌头、桂枝、芍药、甘草、生姜、大枣等六味药，正所谓"方药，少用独用，则力大而急"也。

4. 煎煮、服法有讲究

篇中所用乌头有毒，据仲景方后注云"强人服七合，弱人服五合。不差，明日更服，不可一日再服"，又"得一升后，初服二合；不知，即服三合；又不知，复加至五合。其知者，如醉状，得吐者，为中病"，可知其初次用量不宜过大，少量递增，以知为度，并应注意因人而异及煎煮方法。

【医案列举】

案 1 患者，50 余岁。有多年宿恙，为阵发性腹痛，因旧病复发，自外地来京住我院。1959 年曾在我院做阑尾炎手术，术后并无异常。此次诊为"胃肠神经官能症"。自述每发皆与寒冷疲劳有关。其症，腹痛频作，痛无定位，惟多在脐周围一带，喜温可按，痛甚以致汗大出。查舌质淡，苔薄腻而滑，脉沉弦。（魏龙骧，1978.续医话四则［J］.新医药学杂志，（12）：14-16.）

思考：

（1）本案症状描述有何特征，归属于何种病证？

（2）本案的病因病机是什么？

（3）本案治疗原则是什么，如何选方用药？

案 2 患者，女，23 岁。病腹痛久久不除，由河北景县特来京就医。病者体质虚弱，罹腹痛绕脐而作，剧则汗出，时作时止，缠绵不休，纳减神疲，难以坚持工作，在家病休已半年有余矣。脉沉细而弦，舌质淡，苔薄白，绕脐而痛，时冷汗出，喜按喜温，每欲得热饮以缓之，四肢往往不温。（魏龙骧，1978.续医话四则［J］.新医药学杂志，（12）：14-16.）

思考：

（1）本案的中医诊断及病机是什么？

（2）宜选何法、何方为主治疗？

（3）请写出具体处方及用药分析。

案 3 患者，男，34 岁。因全身大小关节肿痛，手指及腕关节轻度变形，伸屈困难而住某县人民医院，诊断为"类风湿关节炎"，住院 4 个月未见明显好转。就诊时行走困难，四肢偏凉，关节疼痛明显。（任树生，1978.门纯德老中医临床治验三例［J］.山西医药杂志，（5）：37-38.）

思考：

（1）结合本篇内容，该病属于何种病证？

（2）该病的病因病机是什么？

（3）写出具体处方及用药分析。

案 4 患者，女，52 岁。常因头痛、身痛而服大量阿司匹林已近 20 年。每当饮冷或遇寒即觉腹痛。1976 年 12 月 13 日，突然头痛加剧，鼻齿衄血百余毫升，腹中绞痛。全身满布米粒大小之紫癜，尤以躯干为多。于次日住院治疗。诊见面色萎黄，形寒肢冷，紫斑大小不等，不隆起，压之不褪色。舌淡，苔白，脉沉细无力。化验：血小板 34×10^9/L。（田国栋，1981.治验简介［J］.吉林中医药，（1）：38.）

思考：

（1）本案的病因病机是什么？

（2）案中症见"头痛""鼻齿衄血""紫癜"，其机理是什么？

（3）如何论治？请写出具体处方。

案 5 患者，女，36 岁。初诊：主诉出现雷诺现象 4 年。2006 年因情志因素出现面肿、手指末端出现雷诺现象，入当地医院检查，诊断为"未分化结缔组织病"，间断服用中西药物。2007 年 10 月入院诊断为"结缔组织病相关性肺动脉高压（轻度）"，给予吸入用伊洛前列素（万他维）治疗，出院后病情平稳。2009 年 4 月心导管检查示毛细血管前肺动脉高压，右心功能代偿期，8 月超声心动图检查示肺动脉高压（轻度），二尖瓣、三尖瓣少量反流。11 月查 MRI 示轻度脑栓塞，颈动脉供血不足。月经周期紊乱，时提前 10 余天，2012 年曾停经 3 个月，无痛经，经色正常，量可，有血块，已婚未育。刻下症见手脚发冷、怕冷、怕风、雷诺现象，脸庞、手面浮肿，周身皮肤干燥，自觉心慌，心跳时快，左侧肢体肌肉有麻木感，纳眠可，大便偏稀，每日 2～3 次，无夜尿。舌淡，苔白，脉细弱。（逄冰，赵锡艳，彭智平，等，2013.仝小林应用大乌头煎验案举隅［J］.中国中医基础医学杂志，19（1）：101-103.）

思考：

（1）本案的中医诊断是什么？

（2）其病因病机是什么？如何选方用药？

（3）服用该方有哪些注意事项？

案 6 患者，青年农妇。体甚健，经期准，已有子女三四人矣。一日，少腹大痛，筋脉拘急而未稍安，虽按亦不住，服行经调气药不止，迁延 10 余日，病益增剧，迎余治之。头身痛，肢厥冷，时有汗出，舌润，口不渴，吐清水，不发热而恶寒，肢以下痛，痛剧则冷汗出，常觉有冷气从阴户冲出，痛处喜热敷，其脉沉紧。（赵守真，1962.治验回忆录［M］.北京：人民卫生出版社：76.）

思考：

（1）本案的病证特点是什么？

（2）其病因病机是什么？

（3）请列出其治法和方药。

案 7 患者，男，35 岁。1988 年 2 月 12 日就诊。胃脘疼痛 4 年，遇寒或空腹加重，得温、得食则减，痛甚时口吐清涎，自觉胃脘部发凉如有一团冷气结聚不散，曾在某医院检查确诊为"十二指肠球部溃疡"。久服西药及中药理中、建中之剂，进药则缓，停药则发，终未得除。西医曾劝其手术治疗，因其畏惧而未从。舌质胖嫩，边有齿印，脉细弱。（宋传荣，1990. 当归生姜羊肉汤治验［J］. 实用中医内科杂志，4（3）：31.）

思考：

（1）本案的病因病机是什么？

（2）可以采用何治法、方药？

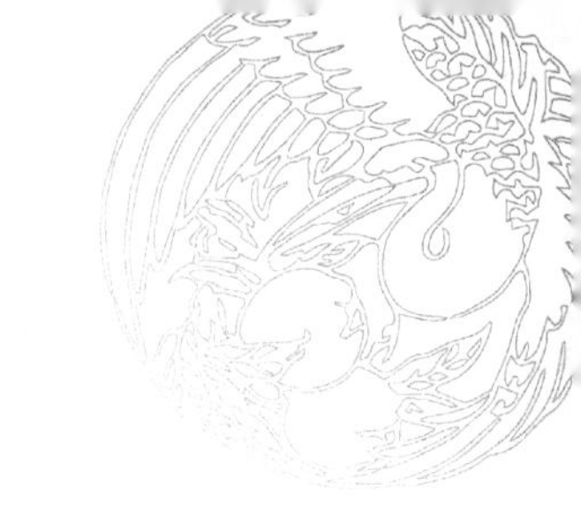

（3）其组方特点是什么?

第三节 宿 食 病

宿食病即伤食、食积或食滞，是由饮食过多，食物经宿不消，停积于胃肠，脾胃运化失常所致。此即《金匮要略》第一篇第十三条之“谷饪之邪，从口入者，宿食也”。《医宗金鉴》：“问曰：‘人病有宿食，何以别之？’注：‘宿食病，即今之伤食病也，谓食隔宿不化也。’”临床表现为胃脘痞满、纳呆、嗳气呕吐、腹胀腹痛、便秘等。

【经典回顾】

问曰：人病有宿食，何以别之？师曰：寸口脉浮而大，按之反涩，尺中亦微而涩，故知有宿食，大承气汤主之。（二十一）

脉数而滑者实也，此有宿食，下之愈，宜大承气汤。（二十二）

下利不欲食者，有宿食也，当下之，宜大承气汤。（二十三）

大承气汤方：见前痉病中。

宿食在上脘，当吐之，宜瓜蒂散。（二十四）

瓜蒂散方：

瓜蒂一分（熬黄） 赤小豆一分（煮）

上二味，杵为散，以香豉七合煮取汁，和散一钱匕，温服之。不吐者，少加之，以快吐为度而止。亡血及虚者不可与之。

脉紧如转索无常者，有宿食也。（二十五）

脉紧，头痛风寒，腹中有宿食不化也。一云寸口脉紧。（二十六）

【辨病思路】

1. 辨脉证

宿食与外感风寒均可见脉紧、头痛、寒热，然外感风寒之紧脉是因寒邪收引所致，其紧多与浮脉相兼；其寒热乃风寒之邪外侵，营卫不和所致。而宿食不化之紧脉，是宿食内停，气机壅滞所致，故脉紧如转索无常；其寒热乃脾胃失调所致。《金匮悬解》论之为“甚而木郁阳陷，阴邪外乘，头痛风寒，形似外感，实乃腹中有宿食不化也”，正如本篇第二十五、二十六条所言：“脉紧如转索无常者，有宿食也”“脉紧，头痛风寒，腹中有宿食不化也（一云寸口脉紧）”。

2. 辨虚实

《伤寒杂病论义疏》有云：“宿食之证，有虚有实，有糟粕结于肠胃，有谷精滞于三焦（即手少阳之府），皆为宿食不化，乃治之或补或攻，或加消导，非宿食便为可下之证。今云寸口脉滑而大，知血有余而气充，按之反涩，则中有所阻。尺以候腹，尺中亦大而涩，知腑气实而糟粕内结，故当下之。其异于阳明者，以外无经证（如汗出恶热之类）。曰宜大承气汤，则亦在存审量之意。凡下证皆当尺实乃为可攻，其小肠宿食，暮发热而尺伏当下者，又其变也。”魏荔彤在《金匮要略方论本义》中说：“滑与涩相反，何以俱为实宜下？滑者涩之浅，而实邪欲成未成者；涩者滑之深，而实邪已成者。故不论为滑为涩，兼大而见，则有物积聚，宜施攻治，无二理也。”此处可参照本篇第二条：“病者腹满，按之不痛为虚，痛者为实，可下之。”

【证治特点】

1. 因势利导

饮食新停于上，症见胸膈满闷，泛泛欲吐，可用瓜蒂散吐之，此乃“其高者因而越之”。宿食停滞在下，症见腹满、下利不欲饮食，脉或滑或涩或浮大，可用大承气汤下之，此乃“其下者引而竭之”。

2. 通因通用

病下利，见腹胀腹痛拒按，不欲饮食，泻下物臭如败卵，或泻下不爽，脉沉实或迟而滑，或滑而疾，乃胃肠积滞去而不尽，可用大承气汤荡涤宿食，此属于通因通用之法。

【医案列举】

案 1　患者，男，9 岁。持续性脐周疼痛 5 天，伴发热，腹胀而满，不思饮食，口中气热，嗳腐食臭、未呕吐，大便 4 天未行，排气臭如败卵，小便正常。曾应用元胡止痛片、山莨菪碱、卡那霉素、双黄连等药物治疗 4 天无效来院。查体：体温 37.3℃，脉搏 88 次/分，呼吸 24 次/分，体重 30kg，痛苦面容，面色萎黄，口唇干燥，舌苔白厚少津，脐周压痛，腹部叩诊鼓音，肠鸣音减弱，左下腹可扪及条索状包块，脉滑，5 天前有饮食不节史。（逄明梅，2000.大承气汤加减治疗小儿食积腹痛［J］.邯郸医学高等专科学校学报，（5）：387.）

思考：

（1）本案症状描述有何特征？

（2）本案的病因病机是什么？

（3）本案治疗原则是什么？可以考虑的方剂有哪些？

案 2　患者，女性，89 岁。自诉：患胃病 3 年，近 2 年反复发作，上腹隐痛，食少腹胀，身体渐瘦，胃镜检查示萎缩性胃炎。现上腹胀痛，1 周不大便，口渴，纳呆食少，嗳气频作，时有恶心呕吐。查：神疲形瘦，舌红苔黄，脉滑数。（王如茂，2008.大承气汤临床应用［J］.中国中医急症，（5）：706-707.）

思考：

（1）试谈本案的中医诊断。

（2）其病因病机是什么？

（3）如何施治？请写出具体处方。

案 3　患者，女，65 岁。素有痰嗽旧疾，饱食后与人垢詈不胜，眴然而踣，不省人事，抬至家中，更医多人，迄未得效，气息仅属，历 10 余日而不绝。1979 年 9 月 10 日初诊，病者面色暗青，昏不知人，时太息，胸腹膨隆，唠声频频，唇部瞤动不息，牙关微紧，脉细弦若丝，启口视舌，舌苔腻，质暗红。（王吉椿，1981.涌吐一得［J］.中医杂志，（12）：21-22.）

思考：

（1）本案属于中医的何种病证？

（2）结合本篇内容，如何进行病机分析？

（3）请写出具体处方及用药分析。

案 4　患者，初患外感，诸医杂治十余日，疾益剧，延余治疗。病者自云肚腹硬痛，手不可按，傍晚身微热，汗出手足较甚，小便黄，大便不利，粒米不入口已三日矣。审视舌色鲜红，苔黄不甚燥，脉沉实搏指。（程如海，2005.张仲景疾病学［M］.北京：中国医药科技出版社：152.）

思考：

（1）本案的中医诊断是什么？辨证要点是什么？

（2）本案宜选何法、何方？

五脏风寒积聚病脉证并治第十一

论二首　脉证十七条　方二首

本篇论述了五脏风寒和真脏脉象、三焦各部病证及脏腑积聚脉证，体现了以五脏为核心的辨证方法。其中，五脏风寒部分脱简较多，三焦各部病证亦略而不详，故本教材主要介绍肝着病、脾约病、肾着病证治。

第一节　肝　着　病

肝着病是由于肝经气血郁滞，着而不行，导致出现胸胁痞闷不舒，甚或胀痛、刺痛，局部喜捶打揉按，欲饮热，脉弦涩的一种病证。相当于现代西医的慢性肝炎，包括慢性迁延性肝炎和慢性活动性肝炎。

【经典回顾】

肝着，其人常欲蹈其胸上，先未苦时，但欲饮热，旋覆花汤主之。臣亿等校诸本旋覆花汤方，皆同。（七）

旋覆花汤方：

旋覆花三两　葱十四茎　新绛少许

上三味，以水三升，煮取一升，顿服之。

【辨病思路】

1. 辨肝着病病因病机

历代医家对其病机众说纷纭，归纳起来有五种看法：一是肝阳虚寒，寒气凝滞；二是胸膈血瘀；三是肝郁乘脾，脾虚气滞；四是（肝）气郁血滞，乘犯肺金；五是风寒湿合邪着肝。如高学山在《高注金匮要略》中提到："肝以阳气为贵……，着者留滞之义。脏中阳虚，而阴寒之气不能融和舒畅，且肝络从少阳之胁而上贯于胸，则胸中常有似板似紧之候……，曰常欲蹈其胸上，甚言其欲得重按之意。苦，即胸中板紧者是也，先未苦时常欲饮热者，热乃相类，胸将着而求助于外火也。"唐容川的《金匮要略浅注补正》认为："盖肝主血，肝着即是血黏着而不散也。血生于心而归于肝，由胸前之隔膜，以下入胞室，今着于胸前隔膜中，故欲人蹈其胸上以逼之也。"周扬俊在《金匮玉函经二注》中说："肝主疏泄，言其用也，倘郁抑不舒，势必下乘中土，土必弱而时满，气必结而不开，故喜人之按之揉之也。"尤在泾在《金匮要略心典》中说："肝脏气血郁滞，着而不行，故名肝着。然肝虽着而气反注于肺，所谓横之病也，故其人常欲蹈其胸上，胸者肺之位，蹈之欲使气内鼓而出肝邪，以肺尤橐龠，抑之则气反出也。先未苦时，但欲饮热者，欲着之气得热则行，迨既着则亦无益也。"魏荔彤在《金匮要略方论本义》中描述为："肝着者，风寒湿合邪如痹病之义也……以气邪而凝固其血，内着于肝，则为之肝着也。"

以上观点各有侧重，但并不矛盾，有的是说病因，有的是论病机。若合而参之，则更为全面，即阴寒之邪留滞于肝经导致气血郁滞。

2. 辨肝着病病位

肝着病病位主要在肝之经脉——足厥阴肝经，与肺相关。“足厥阴肝经起于足大趾爪甲后丛毛处……绕阴器，抵小腹……上行穿过膈肌，分布于胁肋部……上行连于目系，出于额，直达头顶部……分支：从肝分出，穿过膈肌，向上注入肺中，交于手太阴肺经”，又《伤寒论》第109条：“伤寒发热，啬啬恶寒，大渴欲饮水，其腹必满，自汗出，小便利，其病欲解，此肝乘肺也，名曰横，刺期门。”故临床上肝着病患者可见“其人常欲蹈其胸上”，除此以外，尚见脘腹胀满，或目胀，或囊缩，或头眩、头顶痛等症状。

3. 辨肝着病病情轻重

此病初起时邪气凝滞气分，仅见胸胁部位痞闷的症状，病在气分属轻，故“但欲饮热”以助阳散寒，使气机通利，脉络暂得宣畅通行，症状可得以缓解；待气郁及血，肝着既成，则虽得热饮亦不得缓解，此时当以旋覆花汤行气活血，通阳散结。

【证治特点】

1. 治气重于治血

肝着病治以旋覆花汤，方中旋覆花、葱茎皆为气分要药，至于新绛，有的人认为是红花，有的认为是茜草，无论指的哪一种其都以活血化瘀见长，且在用量上旋覆花用了三两，葱用了十四茎，而新绛只用了少许，由此可见，本方治气重于治血。

2. 治疗重在通、降

《素问・刺禁论》中有云：“肝生于左，肺藏于右”。肺与肝二脏，一降一升，二者相互制约，相互协调，共同完成人体气机升降出入的功能。若肺失宣降，气机升降出入失常，易致肝失条达疏泄，出现胸胁胀闷不舒、情志抑郁、呃逆、嗳气等肝气郁结的证候。根据《金匮要略》第一篇原文第一条“见肝之病，知肝传脾，当先实脾”推知“见肝之病，知肺所传，当先理肺”，可用佐金平木法。治用旋覆花汤。方中旋覆花入肺、胃二经，善降肺胃之气；葱茎色青入肝，宣通肝经之郁滞；新绛少许以助旋覆花、葱茎疏通肝经之气血。全方药仅三味，功效集中在通、降。王清任用血府逐瘀汤治愈“胸任重物”，陶葆荪用通窍活血汤治愈“常欲人足蹈其胸”，叶天士治胁痛擅长用辛温通络，温柔通补，辛泄通瘀诸法取效，都是在本方用法基础上的进一步发展。

【医案列举】

案1 患者，男，50岁。既往有轻度脂肪肝，服西药控制2年，嗜酒。刻下：右胁下胀，气急则明显，时口苦，二便正常，舌红，苔白腻，脉滑有力。（刘慧兰，王彤，周刚，等，2017.尉中民应用旋覆花汤治疗内伤杂病经验［J］.中国中医药信息杂志，24（11）：101-103.）

思考：

（1）本案的中医诊断及病机是什么？

（2）宜选用何法、何方治疗？

（3）请写出具体的处方及用药分析。

案2 患者，女，23岁。主诉及病史：右侧胸部刺痛不适6小时，患者系乙肝患者，素体虚弱，面色少华，某医院诊断为自发性气胸，建议卧床休息，因胸痛如锥刺牵及背胁前来寻求中医中药治疗。诊查：舌红苔薄白，脉细无力。（唐阁，黄文政，2013.黄文政教授加减旋覆花汤治疗多病种验案举隅［J］.中国中医急症，22（4）：597-598.）

思考：

（1）本案属于中医的何种病证？

（2）本案的病机是什么？

（3）可用何方进行治疗？该方的组方特点是什么？

案 3　患者，男，61 岁。主因胸闷憋气、心前区疼痛连及后背就诊。患者曾因心绞痛不能缓解，而先后行 3 次冠脉支架术和 1 次搭桥手术，术后心绞痛时有发生，呈刺痛，疼痛向后背放射，口服西药疗效不佳。伴有气短，乏力，口干，不思饮食，夜寐欠安。舌淡红少苔，脉弦细弱。（王鹏，刘洪玲，王子云，2011.王子云老师旋复花汤临床新用［J］.吉林中医药，31（12）：1156-1157.）

思考：

（1）本案的病因病机是什么？

（2）结合整本《金匮要略》，本案可从哪些方面进行辨治？

（3）如何处方用药？

案 4　患者，女，39 岁。主诉：左胸胁部隐痛 2 个月余。平素性情急躁，近 2 个月来常感左胸胁肋部隐痛，以手抚之稍舒，注意力分散时不痛，生气时加重，有时口苦，纳谷尚可，小便正常，大便稍干，舌质红，苔薄白，质地偏干，脉弦。胸部 CT：未见异常。心电图：正常。上腹部 B 超：胆囊壁毛糙。胃镜：胆汁反流性胃炎。（时乐，张芸，金殿春，2018.金殿春治疗肝着验案 1 则［J］.湖南中医杂志，34（4）：100.）

思考：

（1）本案的中医诊断及病机是什么？

（2）结合本篇内容，本案宜选用何法治疗？

（3）写出处方及用药分析。

案 5　患者，女，48 岁。患者左侧背部胀痛 10 余年，辗转就诊于各大西医院，皆以为心脏疾病放射于背部，给予相关检查未见异常，又全身系统检查，均无异常。西医皆无良策，遂告之为癔症，嘱放松情绪，闻及尊师医术精湛，遂前来就诊。详述：10 年前左背始痛，未予理会，后疼痛日渐加重并伴有胀满，四处就诊皆谓之无病，现左背胀甚伴轻微疼痛，不定时发作，每于情绪激动或劳累后病情加重，发作频率增加，甚因胀痛夜不能寐，连续敲击左背患处，则呃逆百余下，嗝出后觉舒，余按其患处，确有哕逆。自诉平素喜热饮，食凉饮冷后胃不适，诊见面色萎黄，口唇暗，舌质紫暗有齿痕，脉弦。（郑停停，姚美玉，赵鹏，2018.姚美玉经方活用治疗疑难杂症举例［J］.中医临床研究，10（4）：61-62.）

思考：

（1）本案的诱因是什么？其病机是什么？

（2）结合本篇内容，宜选何法、何方为主治疗？

案 6　患者，女，33 岁。右侧胁肋部疼痛 10 余天，喜温按，昨晚冒雨着凉后疼痛加剧，自服止痛药无效。刻诊：痛苦面容，以手按压肝区，不能直立及平卧。腹部触诊肝区有压痛，无反跳痛，有肌紧张。查血尿常规、肝胆和右肾 B 超及 X 线腹平片均未见异常。经仔细询问病史得知，数月前夫妻吵架致反目至今，该患者性格内向，不善言语，经常独自落泪导致该病。（高永坤，桑绍绪，2007.旋覆花汤加味治疗肝着验案 1 则［J］.河北中医，（3）：205.）

思考：

（1）本案的病因病机是什么？有何特点？

（2）宜选何法、何方为主治疗？

（3）写出具体处方及用药分析。

案 7　患者，男，45 岁。胸闷，左侧胸部闷痛，略刺痛，项部不适，易疲劳，背痛，口干，口黏，偶口苦，汗出较多，食纳可，食后胃脘部饱胀感，呃逆，无反酸，腹胀，偶腹痛，眠可，二便平，舌质淡暗，边有齿痕，苔薄黄，舌下静脉粗，脉沉细。处以补阳还五汤：黄芪20g，桃仁6g，红花6g，地龙10g，赤芍10g，当归10g，川芎8g，15剂。二诊：服上药诸症略减，刻下仍胸闷、胸痛、背痛，甚则胀痛，心慌，项僵，精神差，易疲劳，仍易汗出，四肢乏力，无头晕、眼花，无口苦，稍有口干，口黏，喜温热饮，纳食欠佳，多食则胃胀，偶打嗝，不反酸，吹空调易脐周隐痛，喜温喜按，无腰酸，大便偏稀，小便平，舌质暗，苔薄白，舌体胖边有齿痕，舌下脉络偏粗，脉沉细弦，寸旺。（宋祯艳，王维静，张萌，等，2018.旋覆花汤临床运用探讨［J］.江西中医药，49（4）：14-16.）

思考：

（1）二诊之后为何见“喜温热饮”？

（2）本案的病机是什么？

（3）治疗上可选用何法、何方？

（4）写出具体处方及用药分析。

案8 患者，女，28岁。同道邓君之次媳，已婚8年未育。性抑郁，易动气，稍事则卧床终日不食。渐起咽中如炙脔，进四七汤、三花汤辈，时轻时重，已历年余。今发为胸满痞胀时有绷紧感，似痛非痛，呼吸憋气，吸气受限，不能仰卧，欲侧不可，唯以盐水瓶盛热水俯胸压之则舒，口苦且燥，不欲饮水，舌淡苔薄，脉细而弦。（方元义，1986.浅谈肝着证治［J］.江西中医药，（1）：30-33.）

思考：

（1）本案的中医诊断及病机是什么？

（2）结合本篇内容，本案宜选用何法治疗？

（3）写出处方及用药分析。

第二节 脾 约 病

脾约病是胃强脾弱，燥热伤津所导致大便干结、小便频数的一种病证。此病并见于《伤寒论》第247条。

【经典回顾】

趺阳脉浮而涩，浮则胃气强，涩则小便数，浮涩相搏，大便则坚，其脾为约，麻子仁丸主之。（十五）

麻子仁丸方：

麻子仁二升 芍药半斤 枳实一斤 大黄一斤（去皮） 厚朴一尺（去皮） 杏仁一升（去皮尖，熬，别作脂）

上六味，末之，炼蜜和丸梧子大，饮服十丸，日三服，渐加，以知为度。

【辨病思路】

1. 辨脾约病病因病机

关于脾约病的病因病机，有多种说法，成无己的《注解伤寒论》云：“趺阳者，脾胃之脉，诊浮为阳，知胃气强；涩为阴，知脾为约。约者，俭约之约，又约束之约，今胃强脾弱，约束津液，不得四布，但输膀胱，致小便数，大便难，与脾约丸，通肠润燥。”喻嘉言在《尚论篇》中说：“仲景说胃强，原未说脾弱，况其所谓胃强者，正是因脾之强而强。盖约者，省约也。脾气过强，将三五日胃中所受之谷，省约为一二弹丸而出，全是脾土过强，致令肠胃中之津液日渐干枯所以大便为难也。设脾气弱，即当便泄矣，岂有反难之理乎？相传谓脾弱不能约束胃中之水，何以反约束胃中之谷耶？”王子接云：“下法不曰承气，而曰麻仁者，明指脾约为脾土过燥，胃液日亡。”程郊倩在《伤寒论后条辨》中说：“脾约者，脾阴外渗，无液以滋，脾家先自干槁，何能以余阴荫及脾胃？所以胃火盛而肠枯，大肠坚而粪粒小也。麻子仁丸宽肠润燥以软其坚，欲使脾阴从内转耳。”钱潢在《伤寒溯源集》中说：“非脾病而不能为胃行其津液也，以胃无津液可行，如穷约之状耳。岂胃气真强，脾气真弱哉。”目前，多采用成无己之说法，乃胃中有热而脾阴不足，脾不能为胃行其津液，使津渗膀胱而肠燥便秘。

2. 辨脾约病虚实寒热

虽本病病机为胃强脾弱，然该病所治用之麻子仁丸中枳实、大黄、厚朴的用量比麻子仁、芍药、杏仁大，故可认为其以胃强为重。脾约病与胃家实均有大便硬等阳明症状，但脾约无潮热，谵语，腹满、硬痛等症，而是以大便燥结、小便频数为主。脾阴虚与脾约虽均有津液不足之大便干硬，但脾约胃热亢盛，脾阴虚则纯属脾阴不足。

【证治特点】

1. 标本兼顾

方中大黄攻下通便，枳实、厚朴理气行津，三味药共奏通腑泻热、治标之功效。火麻仁、杏仁滋脾宣肺以顾其本。

2. 治未病

本病脾弱，肝木很容易趁虚乘之。根据第一篇原文第一条可知“见脾之病，知肝所传，当先理肝”，故用味苦酸之芍药养阴泻肝，此有治未病之意。

3. 使用丸剂以图缓攻

麻子仁丸虽有便结之症，但不若承气汤证那样急迫，加之其有脾弱的情况，故用丸剂以图缓治。

【医案列举】

案 1　患者，男，75 岁。大便干结，小便量少不爽，每晚夜尿 4～5 次，神疲乏力，睡眠易醒梦多（平均 1～2 小时就醒）。舌淡红，苔腻，脉细弦。有高血压、高血脂、糖尿病、前列腺肥大等病史。（周丹，蒋健，李欣，等，2017.蒋健教授论脾约证［J］.中国医药导刊，19（8）：838-841.）

思考：

（1）本案的病因病机是什么？

（2）本案为何会症见夜尿频多、睡眠差？

（3）结合本篇内容，宜选何法、何方为主治疗？

案 2　患者，女，26 岁。主诉：便秘 4 年，加重半个月。病史：患者于 4 年前即反复出现便秘症状，自服芦荟胶囊症状可缓解。近半个月患者上症加重，为求系统治疗遂来诊。现症：大便秘结，黏腻不爽，腹胀痛，食欲尚可，但食少嗳气，夜眠尚可。查：面色萎黄无华，形体瘦削。舌淡红，苔白，脉沉细。查体：全腹软，左下腹有轻度压痛，无反跳痛及肌紧张。结肠镜：全结肠黏膜未见异常。（汤立东，王学良，王垂杰，等，2013.李玉奇教授治疗便秘经验［J］.世界中医药，8（8）：932-934.）

思考：

（1）本案症状描述有何特征？

（2）本案的病因病机是什么？

（3）本案治疗原则是什么？可以考虑的方剂有哪些？

案 3 患者，女，38 岁。习惯性便秘 1 年余，症状时轻时重，大便干燥坚硬，排便间隔 4～7 天，排便困难，每次排便需 30 分钟左右，伴腹部痞、满、胀不适。常服番泻叶、酚酞片（果导）等药但症状反复。口臭，苔燥黄腻，脉弦细。（栗广辉，隋克毅，2012.石冠卿治疗老年便秘经验［J］.实用中医药杂志，28（9）：781.）

思考：

（1）本案的病因病机是什么？有何特点？

（2）宜选何法、何方为主治疗？

（3）写出具体处方及用药分析。

案 4 患者，女，37 岁。主诉：大便秘结 3 年余，常 1 周一解，便时艰涩，形如羊屎，量少，排不尽感，常伴有左下腹痛，小便短赤，口干口苦多饮，纳可，平素易急躁，寐差。舌红苔黄，脉弦数。2003 年 9 月做 72 小时胃肠通过时间试验和肛门直肠测压提示为慢传输型便秘。（尚文璠，张淼，2005.罗云坚教授治疗慢性便秘经验［J］.河南中医，（7）：15-17.）

思考：

（1）本案的成因是什么？

（2）请结合病证进行病机分析。

（3）宜选何法、何方进行治疗？

案 5 患者，男，28 岁。患大便燥结，五六日排解一次，每次大便时，往往因努责用力而汗出湿衣，但腹中无所苦。口唇发干，用舌津舐之则起厚皮如痂，撕之则唇破血出。脉沉滑，舌苔黄。（刘渡舟，1998.刘渡舟医学全集［M］.台北：启业书局：927.）

思考：

（1）本案的中医诊断及病机是什么？

（2）结合本篇内容，本案宜选用何法治疗？

（3）写出你认为适合的处方及用药。

案 6 患者，男，58 岁。冠心病病史已有 10 余年，患糖尿病已 5 年余，7 天前因劳倦过度，心前区疼痛加剧，大便不通，小便频数，饮食减少，心胸烦闷，先后经 3 次灌肠输液，大便干如羊屎，坚硬如石，继则又秘结不通。患者拒绝再做灌肠通便，除见前症外，形体消瘦，面色萎黄，胸痛彻背，自汗出，舌质红绛，边有瘀斑，苔黄燥，脉细数。心电图提示：冠状动脉供血不足，化验尿糖（++++）。（唐祖宣，1985.麻子仁丸的异病同治［J］.浙江中医杂志，（4）：174.）

思考：

（1）本案的中医诊断是什么？其病因病机是什么？

（2）宜选用何法、何方治疗？

案 7 患者，女，74 岁，1988 年 11 月 8 日诊。患者近 2 个多月来，咳嗽胸痛，曾服中西药，收效甚微。症见咳嗽胸痛，痰少带血丝，不易咯出，咽干口燥，形体消瘦，神萎，食欲不振，肚脐部疼痛，按之痛甚，大便 8 天未解。舌淡红，苔薄，脉细软微数。（蒋卫东，1990.麻仁丸治燥咳［J］.江苏中医，（5）：25.）

思考：

（1）本案涉及哪些脏腑？其病因病机是什么？

（2）如何立法？其理由是什么？

（3）可选用何方治疗？其配伍特点是什么？

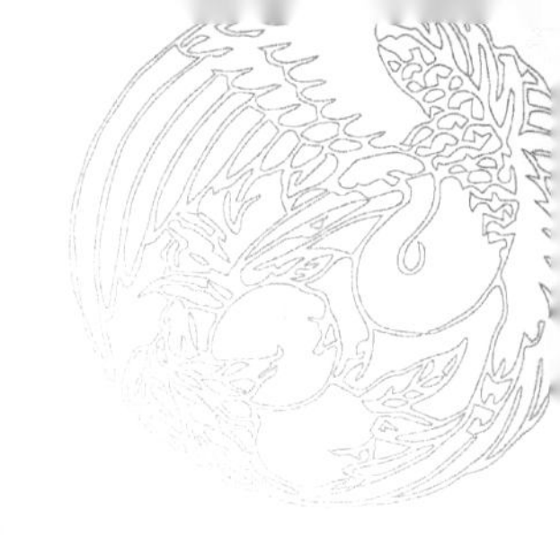

第三节 肾 着 病

肾着病是寒湿痹阻在肾之外府腰部导致出现腰部冷痛的一种病证。《金匮要略心典》有云："肾受冷湿，着而不去，则为肾着。"

【经典回顾】

肾着之病，其人身体重，腰中冷，如坐水中，形如水状，反不渴，小便自利，饮食如故，病属下焦，身劳汗出，衣一作表里冷湿，久久得之，腰以下冷痛，腹重如带五千钱，甘姜苓术汤主之。（十六）

甘草干姜茯苓白术汤方：

甘草　白术各二两　干姜四两　茯苓四两

上四味，以水五升，煮取三升，分温三服，腰中即温。

【辨病思路】

1. 辨肾着病病因

仲景指出本病是"身劳汗出，衣里冷湿，久久得之"，此"身劳汗出"可以理解为重体力劳动者，常常过劳而伤身，也可以理解为体虚之人稍许劳作即令汗出；从"久久得之"可知本病的病程长，日久必伤及人身之阳气。经常"衣里冷湿"便会导致寒湿之邪趁虚留着。需要指出的是，"身劳汗出，衣里冷湿"仅仅是导致寒湿留滞的一个方面，为的是说明本病的病因为寒湿之邪。其他如井下作业，久居湿寒之地等皆可导致寒湿留着，不必拘泥。另外，原文中所说的"其人身体重，腰中冷，如坐水中""腰以下冷痛，腹重如带五千钱"皆反映了本病的病因为寒湿之邪。只有牢牢把握这点，临证时才能有的放矢，不至于被纷繁复杂的症状所迷惑。

2. 辨肾着病病位

"肾着之病"的临床表现为"其人身体重，腰中冷，如坐水中，形如水状，反不渴，小便自利，饮食如故，病属下焦……腰以下冷痛，腹重如带五千钱"。腹重，《脉经》《备急千金要方》为"腰重"。"腰中冷""腰以下冷痛，腹重如带五千钱"等，初看均是腰部的症状，与肾之本脏无关，实则不然。因"邪之所凑，其气必虚""有诸内必形于外"。由于肾阳不足，不能温煦、卫外导致寒湿内侵其外府之筋脉肌肉，故见"其人身体重""腰中冷""如坐水中，形如水状""腰以下冷痛"等肾之外府腰部的症状。其本依然为肾，而腰仅为其标。针对文中所描述的"反不渴，小便自利"，王雪华等均认为是张仲景借以鉴别肾着病与水气病，其理由是二者虽均见形如水状，然水气病是由肺、脾、肾三脏阳气不足、气化不利、水湿停聚体内所致，必有水肿症兼口渴、小便不利，而本病在腰，未影响到脏腑的气化功能，津液能上承下达，故口"反不渴""小便自利"。实则不然，"形如水状"，一个"如"字说明这并非水饮内停之病，结合《水气病脉证并治》篇中"无水虚胀者为气"，可知此应为阳虚寒凝气滞所致。《医宗金鉴·辨太阴病脉证并治》有云："凡自利而渴者，里有热，属阳也。若自利不渴者，则为里有寒，属阴也。"也就是说，一个"反"字是虚证和实证的鉴别要点：水饮内停导致津液不能上乘可见口渴，影响膀胱气化功能可见小便不利；肾阳不足、内生寒邪，故口不渴、小便自利。需注意的是，此小便自利指津液漏渗，具体表现为小便频、清长、遗尿等，是肾虚不能约制水液所致，非小便正常之意。与《肺痿肺痈咳嗽上气病脉证治》篇原文第五条中论述虚寒肺痿症见"其人不渴，必遗尿，小便数"不谋而合。由此终可理解张仲景为何谓之“病属下焦”。正是由于“病属下焦”，寒湿之邪没有影响中焦脾胃，故“饮食如故”。

【证治特点】

1. 体现“见肾之病，知脾所传，当先实脾”思想

根据《脏腑经络先后病脉证》篇原文中“见肝之病，知肝传脾，当先实脾”及文末“余脏准此”，可知“见肾之病，知脾所传，当先实脾”：“见肾之病”，肾之病为腰冷、重、痛；“知脾所传”，因脾虚不能运化导致寒湿滞留在腰部；“当先实脾”，用甘姜苓术汤来温中散寒，健脾利湿。

2. 体现“下病上取”的思想

《素问・阴阳应象大论》指出“脾生肉，肉生肺”“肺生皮毛，皮毛生肾”，又“肾主水，得肺气以行降下之令，通调水道，其气归膀胱也。肺在上，肾在下，脾胃在中，主其升降之柄”，由此可见，肺脾肾三脏关系密切，通过治疗肺脾可以达到治疗肾的作用。“肾着”之病虽属下焦，但其论治实在肺脾。方中干姜与甘草相配有甘草干姜汤之意，张仲景用以治疗虚寒肺痿；白术、茯苓二者皆为健脾化湿之要药，二者相配甘淡渗水，《本草纲目》认为“淡渗之药，皆俱上行而后下降”。通过治疗上中二焦之肺脾，使肺阳旺盛则三焦通畅，津自能摄；脾阳充足则阴气自消，寒湿自散；阳温寒散湿除，“肾着”之病自解。如《妇人妊娠病脉证并治》篇原文第七条通过贝母利气解郁治上焦，配合苦参利湿清热治下焦，以治疗妊娠小便难。

3. 体现“先后天资生”的思想

李中梓认为“脾土主运行，肺金主气血，肾水主五液。凡五液所行之气，悉属于肺，转输二脏，以制水生金者，皆属于脾”。脾胃位居中州，为五脏六腑之海，气血生化之源，脾气运健则气血阴阳俱荣，脾气衰弱则机体各部俱衰。鉴于脾的重要性，张仲景论治杂病非常重视治脾，而治脾法中尤重温阳健脾，这在《金匮要略》一书中有大量体现。如《血痹虚劳病脉证并治》篇中虚劳病主方共有八首，其中有五首即是以甘温调补脾气为主等。然《医宗必读・肾为先天本脾为后天之本论》有云：“故善为医者，必责其本，而本有先天后天之辨。先天之本在肾，肾应北方之水，水为天一之源。后天之本维何……胃应中宫之土，土为万物之母。”肾为先天之本，脾为后天之本，基于先后天可以相互资生的思想，补脾实又为补肾，温脾实又为温肾。甘姜苓术汤通过补益脾阳，使肾阳得以恢复、寒湿得以温化，从而诸症得除。

4. 体现“有是证用是药”的思想

方中甘草入足厥阴、足太阴、足少阴经，《神农本草经》《日华子本草》《名医别录》等认为其有补益五脏、通经脉、坚筋骨之功，对因虚感邪所致经脉不通、筋骨肌肉不利之腰以下冷痛有奇效。干姜入肝、肺、肾经，《药性论》载其能“治腰肾中疼冷”。白术，《医学衷中参西录》言其“性温而燥，气不香窜，味苦微甘微辛，善健脾胃，消痰水，止泄泻，治脾虚作胀，脾湿作渴，脾弱四肢运动无力甚或作疼。与凉润药同用，又善补肺；与升散药同用，又善调肝；与镇安药同用，又善养心；与滋阴药同用，又善补肾。为其具有土德之全，为后天资生之要药，故能于金、木、水、火四脏，皆能有所补益也”。其对五脏虚证皆有补益作用，非独脾也，加之病人症见“形如水状”，故非用白术不可。本病由于肾阳不足导致肾的阴寒水气亢盛而为害（又名肾邪），而《汤液本草》言茯苓“伐肾邪，小便多能止之，小便涩能利之，与车前子相似，虽利小便而不走气”，故用茯苓淡渗利水。

【医案列举】

案1 患者，男，52岁。腰痛而重，股痛而冷，有下坠感，小便清长，纳食如常，苔润脉沉。

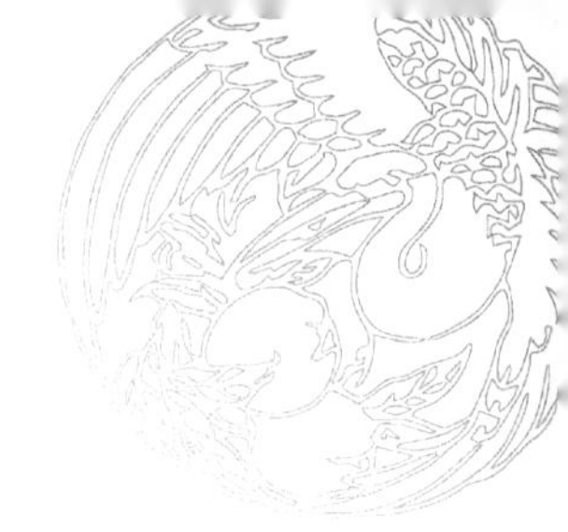

（何任，2012.金匮方临床医案［J］.中医学报，27（5）：559-560.）

思考：

（1）本案的中医诊断及病机是什么？

（2）结合本篇内容，本案宜选用何法治疗？

（3）写出你认为适合的处方及用药。

案2　患者，女，36岁。白带量多1年余。因工作环境湿冷，带下清稀如水，腰部酸胀如坐水中，小便清长，大便鹜溏，阴道觉冷，小腹不温坠重，面微青白，舌淡，苔少而滑，脉细。（柴瑞霭，1998.柴浩然运用经方治疗带下病经验举隅［J］.山西中医，（5）：2-4.）

思考：

（1）本案症状描述有何特征？

（2）本案的病因病机是什么？

（3）本案治疗原则是什么？可以考虑的方剂有哪些？

案3　患者，男，26岁。腰脊部疼痛3年，病起于田间劳作受雨淋而致。伴背腰强直，轻度弯曲，后仰及左右转动受限，双臀部疼痛，行走困难，于2003年11月在北京某医院做腰椎CT检查，示轻度骶髂关节炎伴骶骨端软骨下骨硬化，查血清人类白细胞抗原 B27（HLA-B27）阳性，ESR25mm/h，C反应蛋白阳性，类风湿因子阴性，抗链球菌溶血素“O”阴性，诊断为强直性脊柱炎。3年来四处求医，用中西药物无数，病情仍不断加重。刻诊：腰脊部疼痛怕冷冒凉气，自觉如坐凉水盆中，晨僵现象明显，腰髋部活动受限，反复感冒，伴身重乏力，怕风，多汗，纳眠尚佳，大便偏稀，日1次，口不渴，纳眠尚可，舌淡红，苔白腻水滑，脉沉细。（高莉，2006.高社光运用仲景方治疗难治性痹证举隅［J］.河北中医，（9）：647-649.）

思考：

（1）本案的成因是什么？

（2）结合病证进行病机分析。

（3）宜选何法、何方为主治疗？

案4　患者，女，37岁。有多年慢性盆腔炎病史，近因病证加重前来诊治。刻诊：带下量多色白，腰沉重，小腹下坠，手足不温，大便溏泄，阴部潮湿，舌质淡，苔白腻，脉沉弱。（王付，2016.甘姜苓术汤方证探索与实践［J］.中华中医药杂志，31（2）：535-538.）

思考：

（1）本案的中医诊断及病机是什么？

（2）本案可选用何法、何方治疗？其药物组成是什么？

案5　患者，女，52岁。主诉腰部疼痛反复发作已2年。刻下症见：腰部疼痛，转侧不利，每遇寒冷或阴雨天加重，双脚沉重感，四肢冰冷。舌质淡，苔白腻，脉沉而迟。曾经西医治疗和反复检查，确诊为“骨质疏松症”，经治效果不太明显。（温桂荣，2014.应用经方治疗痹证的心得体会［J］.中华中医药杂志，29（2）：467-470.）

思考：

（1）结合本篇内容，该病属于何种病证？

（2）该病的病因病机是什么？

（3）写出具体处方及用药分析。

案6　患者，男，46岁。右侧阴囊肿大3个月。外科检查诊断为“鞘膜积液”，建议手术治疗。因畏惧手术，就诊于余。自觉腰痛，遇寒为甚，小腹及前阴坠胀如系重物，阴冷，阳事不举，便溏，右侧阴囊肿大，如囊裹水，舌苔薄白，脉沉。（吴德斌，1997.甘姜苓术汤临证验案3则［J］.国医论坛，（3）：16-17.）

思考：

（1）本案的中医诊断和病因病机分别是什么？

（2）本案应如何治疗？请写出具体的方药，并对其组方进行分析。

案7 患者，女，50岁。该患于2009年因夏季雨淋后，出现腰腿冷痛，白带多，经治症状减轻。近因每遇天气多雨潮湿，而身体沉重，腰部冷痛，如坐水中，“腹重如带五千钱”，口不渴，二便正常，脉沉，舌质淡红苔白滑。（王松耀，2013.《金匮要略》“肝着”、“肾着”二病的证治浅析［J］.中国中医急症，22（9）：1630-1631.）

思考：

（1）请根据案中典型临床表现写出本篇相对应的条文。

（2）本案的病因病机是什么？

（3）可选用何法、何方治疗？

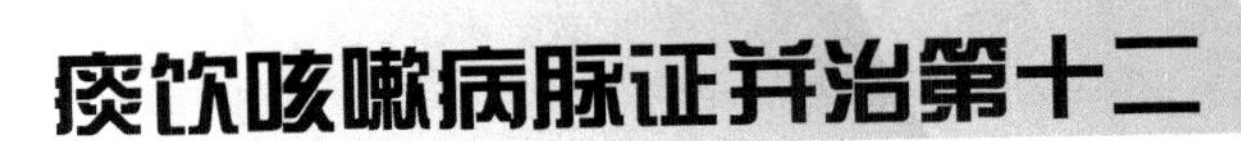

痰饮咳嗽病脉证并治第十二

论一首　脉二十一条　方十八首

本篇专论痰饮病的成因、分类、脉证、治疗、预后及痰饮所致咳嗽。

【经典回顾】

问曰：夫饮有四，何谓也？师曰：有痰饮，有悬饮，有溢饮，有支饮。（一）

问曰：四饮何以为异？师曰：其人素盛今瘦，水走肠间，沥沥有声，谓之痰饮；饮后水流在胁下，咳唾引痛，谓之悬饮；饮水流行，归于四肢，当汗出而不汗出，身体疼痛重，谓之溢饮；咳逆倚息，短气不得卧，其形如肿，谓之支饮。（二）

水在心，心下坚筑，短气，恶水不欲饮。（三）

水在肺，吐涎沫，欲饮水。（四）

水在脾，少气身重。（五）

水在肝，胁下支满，嚏而痛。（六）

水在肾，心下悸。（七）

夫心下有留饮，其人背寒冷如手大。（八）

留饮者，胁下痛引缺盆，咳嗽则辄已一作转甚。（九）

胸中有留饮，其人短气而渴，四肢历节痛。脉沉者，有留饮。（十）

膈上病痰，满喘咳吐，发则寒热，背痛腰疼，目泣自出，其人振振身瞤剧，必有伏饮。（十一）

夫病人饮水多，必暴喘满。凡食少饮多，水停心下，甚者则悸，微者短气。脉双弦者，寒也，皆大下后善虚。脉偏弦者，饮也。（十二）

肺饮不弦，但苦喘短气。（十三）

支饮亦喘而不能卧，加短气，其脉平也。（十四）

病痰饮者，当以温药和之。（十五）

心下有痰饮，胸胁支满，目眩，苓桂术甘汤主之。（十六）

茯苓桂枝白术甘草汤方：

茯苓四两　桂枝三两　白术三两　甘草二两

上四味，以水六升，煮取三升，分温三服，小便则利。

夫短气有微饮，当从小便去之，苓桂术甘汤主之；方见上。肾气丸亦主之。方见脚气中。（十七）

病者脉伏，其人欲自利，利反快，虽利，心下续坚满，此为留饮欲去故也，甘遂半夏汤主之。（十八）

甘遂半夏汤方：

甘遂大者三枚　半夏十二枚（以水一升，煮取半升，去滓）　芍药五枚　甘草如指大一枚（炙）一本作无

上四味，以水二升，煮取半升，去滓，以蜜半升，和药汁煎取八合，顿服之。

脉浮而细滑，伤饮。（十九）

脉弦数，有寒饮，冬夏难治。（二十）

脉沉而弦者，悬饮内痛。（二十一）

病悬饮者，十枣汤主之。（二十二）

十枣汤方：

芫花（熬） 甘遂 大戟各等分

上三味，捣筛，以水一升五合，先煮肥大枣十枚，取八合，去滓，内药末，强人服一钱匕，羸人服半钱，平旦温服之；不下者，明日更加半钱。得快下后，糜粥自养。

病溢饮者，当发其汗，大青龙汤主之，小青龙汤亦主之。（二十三）

大青龙汤方：

麻黄六两（去节） 桂枝二两（去皮） 甘草二两（炙） 杏仁四十个（去皮尖） 生姜三两（切） 大枣十二枚 石膏如鸡子大（碎）

上七味，以水九升，先煮麻黄，减二升，去上沫，内诸药，煮取三升，去滓，温服一升，取微似汗，汗多者，温粉粉之。

小青龙汤方：

麻黄三两（去节） 芍药三两 五味子半升 干姜三两 甘草三两（炙） 细辛三两 桂枝三两（去皮） 半夏半升（洗）

上八味，以水一斗，先煮麻黄，减二升，去上沫，内诸药，煮取三升，去滓，温服一升。

膈间支饮，其人喘满，心下痞坚，面色黧黑，其脉沉紧，得之数十日，医吐下之不愈，木防己汤主之。虚者即愈，实者三日复发，复与不愈者，宜木防己汤去石膏加茯苓芒硝汤主之。（二十四）

木防己汤方：

木防己三两 石膏十二枚鸡子大 桂枝二两 人参四两

上四味，以水六升，煮取二升，分温再服。

木防己去石膏加茯苓芒硝汤方：

木防己二两 桂枝二两 人参四两 芒硝三合 茯苓四两

上五味，以水六升，煮取二升，去滓，内芒硝，再微煎，分温再服，微利则愈。

心下有支饮，其人苦冒眩，泽泻汤主之。（二十五）

泽泻汤方：

泽泻五两 白术二两

上二味，以水二升，煮取一升，分温再服。

支饮胸满者，厚朴大黄汤主之。（二十六）

厚朴大黄汤方：

厚朴一尺 大黄六两 枳实四枚

上三味，以水五升，煮取二升，分温再服。

支饮不得息，葶苈大枣泻肺汤主之。方见肺痈中。（二十七）

呕家本渴，渴者为欲解，今反不渴，心下有支饮故也，小半夏汤主之《千金》云：小半夏加茯苓汤。（二十八）

小半夏汤方：

半夏一升 生姜半斤

上二味，以水七升，煮取一升半，分温再服。

腹满，口舌干燥，此肠间有水气，己椒苈黄丸主之。（二十九）

己椒苈黄丸方：

防己 椒目 葶苈（熬） 大黄各一两

上四味，末之，蜜丸如梧子大，先食饮服一丸，日三服，稍增，口中有津液。渴者加芒硝半两。

卒呕吐，心下痞，膈间有水，眩悸者，小半夏加茯苓汤主之。（三十）

小半夏加茯苓汤方：

半夏一升　生姜半斤　茯苓三两一法四两

上三味，以水七升，煮取一升五合，分温再服。

假令瘦人脐下有悸，吐涎沫而癫眩，此水也，五苓散主之。（三十一）

五苓散方：

泽泻一两一分　猪苓三分（去皮）　茯苓三分　白术三分　桂二分（去皮）

上五味，为末，白饮服方寸匕，日三服，多饮暖水，汗出愈。

附方：

《外台》茯苓饮：治心胸中有停痰宿水，自吐出水后，心胸间虚，气满不能食。消痰气，令能食。

茯苓　人参　白术各三两　枳实二两　橘皮二两半　生姜四两

上六味，水六升，煮取一升八合，分温三服，如人行八九里进之。

咳家其脉弦，为有水，十枣汤主之。方见上。（三十二）

夫有支饮家，咳烦胸中痛者，不卒死，至一百日或一岁，宜十枣汤。方见上。（三十三）

久咳数岁，其脉弱者，可治；实大数者，死；其脉虚者，必苦冒。其人本有支饮在胸中故也，治属饮家。（三十四）

咳逆倚息不得卧，小青龙汤主之，方见上。（三十五）

青龙汤下已，多唾口燥，寸脉沉，尺脉微，手足厥逆，气从小腹上冲胸咽，手足痹，其面翕热如醉状，因复下流阴股，小便难，时复冒者；与茯苓桂枝五味甘草汤，治其气冲。（三十六）

桂苓五味甘草汤方：

茯苓四两　桂枝四两（去皮）　甘草三两（炙）　五味子半升

上四味，以水八升，煮取三升，去滓，分三温服。

冲气即低，而反更咳，胸满者，用桂苓五味甘草汤去桂加干姜、细辛，以治其咳满。（三十七）

苓甘五味姜辛汤方：

茯苓四两　甘草三两　干姜三两　细辛三两　五味半升

上五味，以水八升，煮取三升，去滓，温服半升，日三。

咳满即止，而更复渴，冲气复发者，以细辛、干姜为热药也。服之当遂渴，而渴反止者，为支饮也。支饮者，法当冒，冒者必呕，呕者复内半夏以去其水。（三十八）

桂苓五味甘草去桂加姜辛夏汤方：

茯苓四两　甘草二两　细辛二两　干姜二两　五味子　半夏各半升

上六味，以水八升，煮取三升，去滓，温服半升，日三。

水去呕止，其人形肿者，加杏仁主之。其证应内麻黄，以其人遂痹，故不内之。若逆而内之者，必厥。所以然者，以其人血虚，麻黄发其阳故也。（三十九）

苓甘五味加姜辛半夏杏仁汤方：

茯苓四两　甘草三两　五味半升　干姜三两　细辛三两　半夏半升　杏仁半升（去皮尖）

上七味，以水一斗，煮取三升，去滓，温服半升，日三。

若面热如醉，此为胃热上冲熏其面，加大黄以利之。（四十）

苓甘五味加姜辛半杏大黄汤方：

茯苓四两　甘草三两　五味半升　干姜三两　细辛三两　半夏半升　杏仁半升　大黄三两

上八味，以水一斗，煮取三升，去滓，温服半升，日三。

先渴后呕，为水停心下，此属饮家，小半夏加茯苓汤主之。方见上。（四十一）

【辨病思路】

1. 辨病位

根据饮停的部位，可将广义痰饮病分为狭义痰饮、悬饮、溢饮、支饮四种类型。凡水饮流走胃肠者属于狭义痰饮；水饮流注胁下者属悬饮；水饮流行于四肢肌肤者属溢饮；水饮停于胸膈者属支饮。留饮、伏饮、微饮、水在五脏是从饮邪停留时间的长短、部位的深浅、水饮的轻重、侵扰的脏腑来命名的，根据其停聚部位，都归于四饮之中。

2. 辨脉象

痰饮病多见脉弦而有力，与虚寒性病证之脉弦而无力不同。

3. 辨预后

饮病的预后与时令气候有关。饮病脉弦数，多为寒饮夹热。夏季炎热有利于饮却不利于热，欲用清法则虑伤阳碍饮；冬季寒冷有利于热却不利于饮，若用温法又恐增热化燥，故本篇第二十条曰“冬夏难治”。

【证治特点】

1. 以温药和之

痰饮病总属阳虚阴盛，故“温药和之”为其基本治则。“温药”能振奋阳气、通行水道；“和之”强调一是不可太过温燥，二是勿专于温补，八法贯穿其中，如饮邪壅盛或饮郁化热，不拘泥于温药而选用寒凉药，篇中所用石膏、大黄、葶苈子等均为治寒不避寒之例。分而言之，脾胃阳虚，饮停心下，宜苓桂术甘汤温阳蠲饮，健脾利水；肾气不足兼有微饮，宜肾气丸温肾化气消饮；饮留心下，欲去未尽，宜甘遂半夏汤攻逐水饮；肠间饮聚成实，宜己椒苈黄丸前后分消；饮积中下焦，宜五苓散化气利水；饮停心下作呕，宜小半夏汤蠲饮降逆，和胃止呕；若饮邪较重，宜小半夏加茯苓汤利水化饮，和胃降逆；饮停心下致冒眩，宜泽泻汤利水祛饮，健脾制水；饮聚胸膈兼腑实，宜厚朴大黄汤涤饮荡热，行气开郁；饮邪壅肺，宜葶苈大枣泻肺汤利水逐饮，泻肺下气；水饮内结，邪盛体实，宜十枣汤破积逐饮；风寒兼郁热致饮溢四肢，宜大青龙汤发汗散饮兼清郁热；风寒夹里饮致饮溢四肢，宜小青龙汤发汗宣肺，温化寒饮；饮邪夹热郁阻胸膈兼气虚，宜木防己汤通阳利水，补虚清热；若饮盛内结难解，宜木防己汤去石膏加茯苓芒硝汤通阳利水，软坚补虚。

2. 随证化裁

仲景治疗痰饮病讲究法随证变、药随证转的辨证论治思想。如体虚支饮服小青龙汤后发生冲气上逆，宜桂苓五味甘草汤敛气平冲，通阳蠲饮；冲气即低，而反更咳，胸满者，用桂苓五味甘草汤去桂，加干姜、细辛，以治其咳满；咳满即止，而更复渴，冲气复发者，以细辛、干姜为热药也。服之当遂渴，而渴反止者，为支饮也。支饮者，法当冒，冒者必呕，呕者复内半夏，以去其水；水去呕止，其人形肿者，加杏仁主之；若面热如醉，此为胃热上冲熏其面，加大黄以利之。

3. 用药规律

振奋阳气多用桂枝；利水消饮以茯苓、泽泻多见；开宣肺气常取麻黄；温肺化饮多用生姜或生姜、细辛、半夏、五味子配伍；饮病夹热，可用石膏；化饮止呕每半夏、生姜合用；培土治饮，多用甘草、白术、大枣、蜜；饮结成实，多选用大黄、葶苈子、甘遂、大戟、芫花；饮结难消则加芒硝。

【医案列举】

案1 患者，男，64岁。时作眩晕，终日昏昏然，入秋以来痰多，脘腹有塞滞感，小溲少而大便时溏，平时喜进肥甘，自诉服药甚多而少效，苔白，脉濡。（何任，2012.金匮方临床医案［J］.中医学报，27（5）：559-560.）

思考：

（1）结合本篇内容，本案的中医诊断是什么？

（2）该病的病因病机如何分析？

（3）写出处方及用药分析。

案2 患者，女，43岁。白带如米泔状，且量多如崩，2年不愈。常觉中脘寒冷，肠鸣便溏，食少乏力，面色萎黄。且患有肺气肿10年，每届入冬或饮食生冷则加重，症见咳嗽，吐痰清稀，咳甚气喘，舌质淡，苔薄白，脉沉弦细弱。（柴瑞霭，1998.柴浩然运用经方治疗带下病经验举隅［J］.山西中医，（5）：2-4.）

思考：

（1）本案症状描述有何特征？

（2）本案的病因病机是什么？

（3）本案治疗原则是什么？可以考虑的方剂有哪些？

案3 患者，男，59岁。主诉：头痛半年，伴癫痫发作3个月。病员半年前始现头昏头痛，持续不止，因病情不重，故未予治疗。3个月前，突然发生昏倒，不省人事，四肢时有抽搐，口中冒出白沫，约有5分钟之久。病员苏醒后感精神疲惫，四肢倦怠，头昏头痛加重，遂送本市某医科大学附属医院诊治。经CT检查，诊断为右颞叶硬腭下积液（6mm×6mm），第3～5颈椎骨质增生。治疗用苯妥英钠0.1g，每日早晚各服1次，以控制其癫痫发作。但服药后，仍然每周有2～3次癫痫发作，每次3～5分钟，并伴有头昏头痛，恶心呕吐，失眠烦躁，记忆减退。遂前来我院求治于李老。患者现症状如前，饮食尚可，二便调，舌质红，苔白，脉沉。（钟枢才，1997.李仲愚教授治疗脑积液伴癫痫验案1则［J］.成都中医药大学学报，（1）：15.）

思考：

（1）试谈本案的中医诊断及病机分析。

（2）写出具体处方及用药分析。

案4 患者，男，45岁。主诉：上腹部胀痛、呕吐半个月，加重4天。现病史：患者近半个月来自觉脘腹不适，伴嗳酸呕吐，自行口服法莫替丁后略有好转。4天前出现饮水即吐，呃逆，呕吐频繁。刻下症：朝食暮吐，形体消瘦，上腹饱满拒按，大便秘结，小便短涩。舌燥，苔黄，脉弦。查体：中上腹明显膨隆，胃内有振水音，肠鸣音活跃。既往史：十二指肠球部溃疡病史4年余。（尹祥斌，李宜放，2018.王晞星应用己椒苈黄丸治疗幽门梗阻经验［J］.中国民间疗法，26（8）：18-19.）

思考：

（1）本案的中医诊断及病因病机是什么？

（2）结合本篇内容，宜选何法、何方为主治疗？

（3）写出具体处方及用药分析。

案5 患者，女，60岁。咳嗽50余年。患者8岁时患“百日咳”后出现咳嗽迁延不愈，经多方治疗不效。诊见：咳嗽，呈阵发性干咳，遇冷则重，有时咳吐白色清稀痰，自诉背部有一如手掌大寒凉处，冬季或受凉后明显，经暖水袋暖之不热，纳可，二便可。舌略暗苔腻，脉沉细。（冯刚，郑宏，郑启仲，2014.郑启仲教授苓桂术甘汤临证应用经验［J］.中华中医药杂志，29（8）：2512-2513.）

思考：

（1）本案的中医诊断及病位是什么？

（2）结合病证进行病机分析。

（3）宜选何法、何方为主治疗？

案6 患者，男，25岁。肺心病，素有咳喘，近日发作，胸宇塞闷，咳逆气急，不耐平卧，平时畏寒，面部浮肿，面色暗滞，唇舌青紫，苔薄，脉细弦。（史亦谦，1981.吴颂康老师对《金匮》木防己汤应用经验［J］.浙江中医学院学报，（5）：55.）

思考：

（1）本案的中医诊断是什么？

（2）宜选用何法、何方治疗？该方的组方特点是什么？

案7 患者，女，56岁。眩晕目瞤，呕吐清水，耳鸣闭目畏光，房屋旋转，面色㿠白，舌淡苔白，脉弦细。（程志清，1993.陆芷青教授经方实验录［J］.吉林中医药，（5）：7-8.）

思考：

（1）本案的病因病机是什么？

（2）症状描述有何特征？

（3）如何进行论治？

案8 患者，男，67岁。3个月来咽痒咳嗽，甚则伴喘，痰少而色白，纳可，时有心悸，苔薄白，脉紧而细。查体除两肺呼吸音略粗外，余无异常，X线胸透无异常发现。（尤松鑫，1991.苓甘五味姜辛汤加味治疗迁延性咳嗽［J］.南京中医学院学报，（3）：169.）

思考：

（1）本案的中医诊断是什么？其病因病机是什么？

（2）其治法是什么？可采用何方进行治疗？

（3）该方除了可以治疗本病外，还可以治疗哪些疾病？

案9 患者，女，40岁。患者有慢性荨麻疹病史，刻下表现为乏力，四肢怕冷，每年秋冬季节反复咳嗽，清晨和夜晚较多，痰多色白，舌淡红，苔薄白，脉细。（严斐，史亦谦，2016.史亦谦治疗过敏性咳嗽经验［J］.浙江中医杂志，51（4）：278-279.）

思考：

（1）本案的中医诊断、西医诊断及病机是什么？

（2）宜选用何法、何方治疗？

（3）写出具体的处方及用药分析。

案10 患者，男，35岁。患者1周前因受凉后出现咳嗽，痰少黏黄稠，伴咽痒，咽痛，口干欲饮，大便干结，2天1次，舌尖红苔黄，脉沉。自服中药风热感冒冲剂，症状无好转，遂于10月6日到我院。摄胸片示：右下肺支气管周围感染。（张颖，楮贵保，吴云华，2002.倪宗珈运用葶苈大枣泻肺汤经验［J］.安徽中医临床杂志，（1）：37-38.）

思考：

（1）结合本篇内容，本案可以按照何种病证进行论治？

（2）本案宜选何法、何方为主治疗？简要阐述理由。

案11 州守王用之，先因肚腹胀，饮食少思，服二陈、枳实之类，小便不利，大便不实，咳痰腹胀；用淡渗破气之剂，手足俱冷。（薛己，1983.薛氏医案选下册：内科摘要　女科摄要　保婴摄要［M］. 北京：人民卫生出版社：46.）

思考：

（1）本案的病因病机是什么？

（2）为何会出现案中的临床表现？

（3）如何立法？

（4）可用何方？请写出具体药物。

消渴小便不利淋病脉证并治第十三

脉证九条　方六首

本篇论述了消渴、小便不利和淋病的证治。此三者皆涉及口渴和小便的变化，且病位均与肾、膀胱关系密切，在方治上有些可以互通，故合为一篇论述。

第一节　消　渴　病

消渴病名首见于《黄帝内经》，如《素问·奇病论》曰："肥者令人内热，甘者令人中满，故其气上溢，转为消渴。"本篇中消渴有广义与狭义之分，即消渴病与消渴症之别。消渴病，指病人有渴而多饮，消谷善饥，小便频多，久则形体消瘦，即以"三多一少"为临床特征的一类疾病，相当于西医学的糖尿病。消渴症，指口渴引饮的症状。

【经典回顾】

厥阴之为病，消渴，气上冲心，心中疼热，饥而不欲食，食即吐，下之不肯止。（一）

寸口脉浮而迟，浮即为虚，迟即为劳；虚则卫气不足，劳则荣气竭。趺阳脉浮而数，浮即为气，数即消谷而大坚一作紧。气盛则溲数，溲数即坚，坚数相搏，即为消渴。（二）

男子消渴，小便反多，以饮一斗，小便一斗，肾气丸主之。方见脚气中。（三）

渴欲饮水不止者，文蛤散主之。（六）

文蛤散方：

文蛤五两

上一味，杵为散，以沸汤五合，和服方寸匕。

趺阳脉数，胃中有热，即消谷引食，大便必坚，小便即数。（八）

渴欲饮水，口干舌燥者，白虎加人参汤主之。方见中暍中。（十二）

【辨病思路】

1. 辨消渴病病因病机

本篇通过对寸口、趺阳脉的论述，说明消渴病主要因虚和内热而形成，营卫气血不足，燥热内生，于是形成消渴。

正如《灵枢·五变》所言"人之善病消瘅者，何以候之？少俞答曰：五脏皆柔弱者，善病消瘅"，《灵枢·本脏》进一步指出"心脆则善病消瘅热中""肺脆则苦病消瘅易伤""肝、脾、肾脆则善病消瘅易伤"。脏腑虚弱是消渴病发生的前提。

而元代张从正的《儒门事亲》有云"三消当从火断"，又"消之证不同，归之火则一也。故消瘅者，众消之总名"，明确地提出"火热"对消渴病发生的重要性。此热或因虚而内热，如《诸病源候论》言"五脏六腑，皆有津液。若脏腑因虚实而生热者，热气在内，则津液竭少，故渴也"，或因肥甘厚味嗜酒伤脾，湿浊化热而起；或因七情内伤，气滞血瘀化热而生；或因外感六淫，风郁不得外泄化热而致，此热一旦形成则会伤津耗气，消损机体，热蕴于内，五脏有热，传其所胜，脏热相传，发为消渴，出现“三多一少”的症状。

2. 辨消渴病临床表现

本病分为上消、中消、下消。上消者，以渴欲饮水、口干舌燥为主症，可兼见尿多；中消者，以脉浮数、消谷善饥、小便数、大便坚为主症；下消者，以小便频多为主症，可兼见口渴。

【证治特点】

消渴病是以多饮、多尿、多食及消瘦、疲乏、尿甜为主要特征的综合病证。上消者，为肺胃热盛伤及津液所致，强调多饮而渴不止，主要责之于肺，与《素问·气厥论》中“心移热于肺，传为鬲消”的描述类似，治宜益气生津，清热止渴，方用白虎加人参汤。中消者，虽本篇没有具体条文论述，按其病理特点，多着眼于胃，常出现消谷、溲数、便坚等症，治宜通腑泻热为主，可用调胃承气汤类药物治疗。下消者，强调肾虚而阳虚衰微，不能蒸津以上润，亦不能化气以摄水，故出现口渴而小便频多，“饮一斗，小便一斗”的情况，治宜温补肾阳，化气蒸津，方用肾气丸。

若为热性病过程中的消渴症，则表现为热渴饮水，水入而不能消解其热，反复渴而不止。与上者区别在于小便的变化，上者小便频多，而此为小便短黄而少。治以清热生津止渴为主，可用文蛤散，方中文蛤咸寒以除热润下，根除其渴。

【医案列举】

案 1 患者，女，48 岁。述其口烦渴欲饮，食量倍增，小便频多，时常有饥饿感，全身乏力 1 月余。切其脉象洪数，望其舌质偏红，并伴有视力障碍和耳鸣等症。实验室检查，空腹血糖为 16.11mmol/L。（陈仁海，2008. 白虎加人参汤合益胃散化裁治疗消渴病有感［J］.中国民族民间医药，17（9）：60，78.）

思考：

（1）本案的中医诊断及病机是什么？

（2）宜选何法、何方为主治疗？

（3）写出具体处方及用药分析。

案 2 患者，女，69 岁。口干多饮、多尿 5 年，手足怕冷 2 年。患者于 5 年前无明显诱因出现口干多饮、夜尿频多症状。测空腹血糖 9.1mmol/L，餐后 2 小时血糖 16.2mmol/L，于他院诊断为 2 型糖尿病，口服二甲双胍+格列吡嗪治疗，血糖控制不佳，口干多饮症状时轻时重，近 2 年手足怕冷明显。刻诊：口干多饮，小便频多，夜尿尤甚，乏力腰酸，畏寒怕冷，目干耳鸣，纳食尚可，大便正常，舌质淡红胖大，苔白少津，脉沉细尺弱。（庄克生，于文霞，彭丽宏，等，2015. 苏秀海教授经方治疗糖尿病经验［J］. 中国中医药现代远程教育，13（17）：41-43.）

思考：

（1）本案的中医诊断是什么？辨证要点是什么？

（2）本案病在何脏腑？病性属虚属实？

（3）本案宜选何法、何方？

案 3 患者，男，67 岁。下肢浮肿并见蛋白尿半年，西药久治未愈。半年前因下肢肿甚、多饮、多食、眩晕乏力等症而入某省级医院诊治。入院时尿蛋白（+++），血糖、血脂均高于正常。肾功能异常。确诊为 2 型糖尿病、糖尿病肾病、末梢神经炎、高血压三期。经降糖（注射胰岛素）、降压、降血脂、改善肾功能等西药治疗后，病情有所缓解，空腹血糖水平基本正常，高血压得到控制，然下肢浮肿反复出现，服利尿西药虽可迅速消退，但易致血压过低而昏倒，并使乏力加重。虽经半年治疗，尿蛋白定性始终为（+++），肾功能不全，血脂仍高。诊时患者自诉下肢肿甚，行走艰难，足趾麻木如针刺，尿频夜甚而量少不利，腰酸膝软。气短乏力，动则自汗，畏寒肢冷，手足心热，少眠心烦，唇口溃烂，口渴便秘；诊见面色萎黄，精神不振，声低懒言，下肢肿甚，按之没指，舌质暗淡，苔白少津，脉沉无力。化验尿常规蛋白定性（+++），24 小时尿蛋白定量 13.5g，血尿酸 515.3μmol/L，血肌酐 131.6μmol/L，尿素氮 7.5mmol/L，总胆固醇 6.08mmol/L，三酰甘油 4.24mmol/L。（戴天木，2005. 肾气丸加味治疗糖尿病肾病蛋白尿的体会［J］. 中医药学刊，23（7）：1312-1313.）

思考：

（1）本案的病因病机是什么？

（2）本案的治疗原则是什么？可以考虑的方剂有哪些？

（3）写出具体处方及用药分析。

案 4 患者，男，66 岁。主诉：喉癌术后放疗间断出现口渴引饮 3 个月余。患者 3 年前行喉癌切除术后间断行放射治疗，偶感口渴，未治疗。3 个月前出现口渴引饮，每日进水 5L 左右，曾给予西药（具体不详）治疗，但口干症状改善不明显。既往无糖尿病、甲状腺疾病病史。现症：口渴引饮，口唇红绛，头汗多，牙齿燥如枯骨，纳差，眠一般，小便频，大便溏，舌红绛，薄瘦无苔，有裂纹，脉细数。（成芸，2018. 冯志海主任中医师巧用玉液汤治疗口渴引饮验案 3 则［J］. 中医研究，31（7）：46-48.）

思考：

（1）本案的病因病机是什么？有何特点？

（2）从脏腑辨证出发，根据本案症状表现，其病位何在？

（3）本案宜选何法、何方为主治疗？

案 5 患者，男，23 岁。主诉：消渴、自汗、多尿 1 个月。病史：于 2 个月前做痔疮手术，术中术后痛而汗出，术后抗感染服用氧氟沙星 30 天、阿莫西林 14 天。停药即出现乏力纳差，伴口渴多饮，饮不解渴，自汗如洗，小便量多，偏头痛，迭更数医疗效欠佳，遂来诊。查尿常规正常，血糖、肝功能、肾功能正常，血尿酸 489μmol/L（稍高于正常）。诊见：形体较胖，面色少泽，舌质暗苔白少津，脉弦滑小数。（马秀文，2013.病案三则启示［J］.中医药通报，12（3）：56-57.）

思考：

（1）本案的中医诊断及病因病机是什么？

（2）宜选何法、何方为主治疗？

（3）写出具体处方及用药分析。

第二节　小便不利病

原书篇名为“小便利”，由于此篇多有小便不利症状的辨治内容，且多数注本如《金匮方论衍义》《金匮要略编注》《金匮要略心典》等篇名均改为“小便不利”，故从之。

小便不利为一病证名，《伤寒杂病论字词句大辞典》中定义为“或言小便排出不畅，或言小便量少，或言二者并见”，即小便量减少，排出困难的统称。可出现在许多疾病过程中。

【经典回顾】

脉浮，小便不利，微热，消渴者，宜利小便，发汗，五苓散主之。（四）

渴欲饮水，水入则吐者，名曰水逆，五苓散主之。方见上。（五）

小便不利者，有水气，其人若渴，栝蒌瞿麦丸主之。（十）

栝蒌瞿麦丸方：

栝蒌根二两　茯苓　薯蓣各三两　附子一枚（炮）瞿麦一两

上五味，末之，炼蜜丸梧子大，饮服三丸，日三服；不知，增至七八丸，以小便利、腹中温为知。

小便不利，蒲灰散主之；滑石白鱼散、茯苓戎盐汤并主之。（十一）

蒲灰散方：

蒲灰七分　滑石三分

上二味，杵为散，饮服方寸匕，日三服。

滑石白鱼散方：

滑石二分　乱发二分（烧）白鱼二分

上三味，杵为散，饮服半钱匕，日三服。

茯苓戎盐汤方：

茯苓半斤　白术二两　戎盐弹丸大一枚

上三味，先将茯苓、白术煎成，入戎盐，再煎，分温三服。

脉浮，发热，渴欲饮水，小便不利者，猪苓汤主之。（十三）

猪苓汤方：

猪苓（去皮）茯苓　阿胶　滑石　泽泻各一两

上五味，以水四升，先煮四味，取二升，去滓，内胶烊消，温服七合，日三服。

【辨病思路】

1. 辨小便不利病因病机

《黄帝内经》中言明此病病在肾与膀胱，《素问·五常政大论》云："涸以之纪，其病癃闭，邪伤于肾也。"《素问·宣明五气》亦云："五气所病，……膀胱不利为癃。"而本篇亦从，所论病机总属为膀胱气化不行。

2. 辨小便不利虚实

小便不利可出现在多种疾病的发生发展过程中，它既可为一个病证的症状，亦可为一个疾病的病因。其病证有虚，有实，有虚实错杂。虚者，如外感日久或内部损伤，导致脏腑气化功能失常而致小便不利；实者，如外感六淫或内生湿热瘀结阻滞，枢机不利，进而影响气化功能而致小便不利；虚实相兼者，如表邪不解，气化不得，邪与水互结而致小便不利。其论治各随其证候病机不同而各异，不可尽用排决逐水之法，以免再伤阴津。在辨证中依据小便量、色、质，伴随证候与四诊合参，综合分析方能得病机真谛，同时应注意相似证候的纵横鉴别，区分各证候间的异同。

【证治特点】

1. 祛除邪气，疏利气机

若外感风寒邪气侵袭人体太阳肌表，出现如"脉浮，微热，发汗"等症，宜用如桂枝等通阳解表药，驱散风邪，从而恢复肺之输布津液，通调水道功能，而使小便通畅。若肺热伤津，出现"脉浮，发热，渴欲饮水"等症，宜用清热滋阴之药如阿胶、滑石等，育清热以利水。若湿热瘀结，膀胱气化不利，出现小便淋涩、尿道刺痛等症，宜用清热利湿化瘀之药如蒲黄、滑石、茯苓等，以祛除邪气，疏利气机，达到通利小便之目的。

2. 扶助正气，恢复脏腑气化功能

脏腑功能损伤，如肾气虚衰，不能化气于膀胱，而小便不利者，治用温肾助阳药如附子等，恢复肾之气化功能，达到小便通利的目的。

3. 扶正祛邪，同时并用

杂病的病情复杂，常为虚实夹杂，治疗中扶正祛邪同时并用，如本篇方药中五苓散通阳解表、栝蒌瞿麦丸温阳利水等皆是攻补兼施之品。

【医案列举】

案 1 患者，男，59 岁。自诉 3 年前体检时发现前列腺肥大，初起未在意，近半年渐觉排尿时艰涩小利，小便点滴而出淋沥不尽，尿色清亮，尿线无力，口干喜热饮而不能多饮。行 B 超示：前列腺肥大。尿检未见异常，望其舌质淡紫，边有齿痕，苔薄润滑，脉沉细弱。（李艳锋，屈直，2009. 栝蒌瞿麦丸临床应用体会［J］. 陕西中医学院学报，32（5）：17-18.）

思考：

（1）本案的中医诊断及病因病机是什么？

（2）结合本篇内容，宜选何法、何方为主治疗？

（3）写出具体处方及用药分析。

案 2 患者，女，23 岁。主诉：小便淋沥不尽半月余。半月余前，患者无明显诱因出现尿频、尿急、尿痛，淋沥不尽等症，就诊于某医院泌尿科，诊为泌尿系感染，口服西药（具体不详）治疗，效果不明显。刻下症见：尿急，尿痛，小便频数，排尿淋沥不畅，口干渴，纳少，少腹胀，偶有跳动感，夜尿三四行，大便调，舌苔白，脉沉细。（杨丽平，郑腾飞，胡蓝方，等，2014. 五苓散临证体会［J］. 中国中医急症，23（11）：2143-2144.）

思考：

（1）本案的中医诊断及病因病机是什么？

（2）结合本篇内容，宜选何法、何方为主治疗？

（3）写出具体处方及用药分析。

案 3 患者，男，56 岁。因“反复发作尿急，尿痛，伴不畅感 2 个月，加重 6 天”来诊，患者诉 2 个月前感冒发热，持续 15 天发热才消失，其后便出现尿急、尿痛，排尿不顺畅，每次尿量少，伴有灼热感明显，其间反复发作，西医诊断为慢性肾盂肾炎，予抗菌治疗，效不显，1 个月前于当地服用清热利湿中药治疗，效仍不显，现症见尿急、尿痛，伴有灼热感，排尿不顺畅，腰腹疼痛不适，伴有口干，口苦，口中异味，反复发作口腔溃疡，大便干燥难解，失眠多梦，心烦易怒。查见舌质红甚，无苔，舌面光滑如镜面，脉细数。尿常规检查：白细胞（+），潜血（+），蛋白（-）。（周俊英，2017. 王祥生运用经方治疗劳淋经验总结［J］. 世界中西医结合杂志，12（4）：479-483.）

思考：

（1）本案的病因病机是什么？有何特点？

（2）宜选何法、何方为主治疗？

（3）写出具体处方及用药分析。

案 4 患者，男，64 岁，2010 年 11 月 21 日初诊。患者自诉 16 年前无明显诱因出现口干，多饮，多尿，至当地医院测随机血糖为 16mmol/L，诊断为 2 型糖尿病。自服二甲双胍、格列齐特等降糖药控制血糖（具体用量不详），血糖控制欠佳。半年前无明显诱因出现双下肢水肿，查尿常规示：蛋白质（+++），潜血（+）；24 小时尿蛋白定量：1200mg；肾功能：肌酐 429μmol/L，尿素氮 13.36mmol/L，尿酸 321μmol/L，诊断为糖尿病肾病。现症见：双下肢中度水肿（早晨轻，下午重），小便短少，24小时尿量约400ml，腰部酸胀，乏力，纳差，午后两颧潮红，舌体胖大，舌质微红，苔少，脉细数。尿常规：蛋白质（++）。肾功能：肌酐430μmol/L，尿素氮13.2mmol/L，尿酸340μmol/L。（符杨浠，何泽云，2012. 何泽云教授运用猪苓汤治疗肾系疾病经验举隅［J］. 中医药导报，18（5）：28-29.）

思考：

（1）本案的成因是什么？

（2）结合病证进行病机分析。

（3）宜选何法、何方为主治疗？

案5 患者，女，25岁。产后4天，小便点滴不行。经西医院妇产科抗炎利尿治疗无效，靠导尿管维持，产时曾行会阴切开，自感小便每至尿道口又停止不下，彻夜不眠，痛苦异常，恶露有块，少腹阵痛，脉弦细。（沈开金，2002. 产后尿潴留从瘀论治［J］. 吉林中医药，22（5）：9.）

思考：

（1）本案的成因是什么？

（2）结合病证进行病机分析。

（3）宜选何法、何方为主治疗？

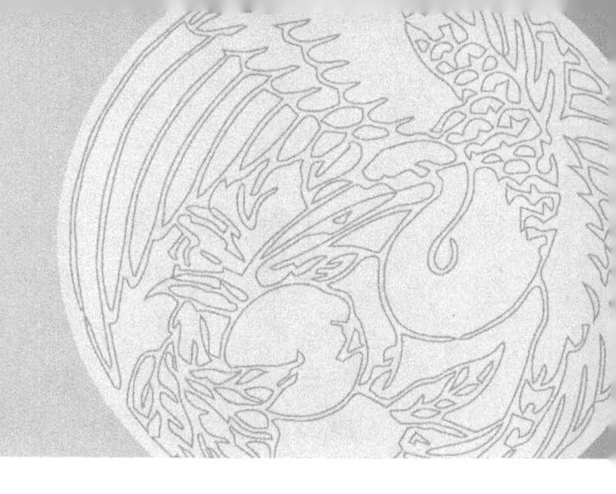

水气病脉证并治第十四

论七首　脉证五条　方八首

本篇专论水气病的辨证论治。水气病即是指因水停而导致以身体浮肿而重为主症的疾病。与现代医学的急慢性肾小球肾炎、肾病综合征、充血性心力衰竭、内分泌失调及营养障碍等疾病所出现的水肿相近。本篇按病因、脉证分为风水、皮水、正水、石水和黄汗五类，又根据五脏证候分为心水、肺水、肝水、脾水和肾水，根据水与气、血的关系，分为气分、血分、水分三类。

【经典回顾】

师曰：病有风水、有皮水、有正水、有石水、有黄汗。风水，其脉自浮，外证骨节疼痛，恶风。皮水，其脉亦浮，外证胕肿，按之没指，不恶风，其腹如鼓，不渴，当发其汗。正水，其脉沉迟，外证自喘。石水，其脉自沉，外证腹满不喘。黄汗，其脉沉迟，身发热，胸满，四肢头面肿，久不愈，必致痈脓。（一）

脉浮而洪，浮则为风，洪则为气，风气相搏，风强则为隐疹，身体为痒，痒为泄风，久为痂癞，气强则为水，难以俯仰。风气相击，身体洪肿，汗出乃愈。恶风则虚，此为风水。不恶风者，小便通利，上焦有寒，其口多涎，此为黄汗。（二）

寸口脉沉滑者，中有水气，面目肿大，有热，名曰风水。视人之目窠上微拥，如蚕新卧起状，其颈脉动，时时咳，按其手足上，陷而不起者，风水。（三）

太阳病，脉浮而紧，法当骨节疼痛，反不疼，身体反重而酸，其人不渴，汗出即愈，此为风水。恶寒者，此为极虚，发汗得之。渴而不恶寒者，此为皮水。身肿而冷，状如周痹，胸中窒，不能食，反聚痛，暮躁不得眠，此为黄汗，痛在骨节。咳而喘，不渴者，此为脾胀，其状如肿，发汗即愈。然诸病此者，渴而下利，小便数者，皆不可发汗。（四）

里水者，一身面目黄肿，其脉沉，小便不利，故令病水。假如小便自利，此亡津液，故令渴也，越婢加术汤主之。方见下。（五）

趺阳脉当伏，今反紧，本自有寒疝、瘕、腹中痛，医反下之，下之即胸满短气。（六）

趺阳脉当伏，今反数，本自有热，消谷，小便数，今反不利，此欲作水。（七）

寸口脉浮而迟，浮脉则热，迟脉则潜，热潜相搏，名曰沉。趺阳脉浮而数，浮脉即热，数脉即止，热止相搏，名曰伏。沉伏相搏，名曰水。沉则脉络虚，伏则小便难，虚难相搏，水走皮肤，即为水矣。（八）

寸口脉弦而紧，弦则卫气不行，即恶寒，水不沾流，走于肠间。少阴脉紧而沉，紧则为痛，沉则为水，小便即难。（九）

脉得诸沉，当责有水，身体肿重。水病脉出者死。（十）

夫水病人，目下有卧蚕，面目鲜泽，脉伏，其人消渴。病水腹大，小便不利，其脉沉绝者，有水，可下之。（十一）

问曰：病下利后，渴饮水，小便不利，腹满因肿者，何也？答曰：此法当病水，若小便自利及汗出者，自当愈。（十二）

心水者，其身重而少气，不得卧，烦而躁，其人阴肿。（十三）

肝水者，其腹大，不能自转侧，胁下腹痛，时时津液微生，小便续通。（十四）

肺水者，其身肿，小便难，时时鸭溏。（十五）

脾水者，其腹大，四肢苦重，津液不生，但苦少气，小便难。（十六）

肾水者，其腹大，脐肿腰痛，不得溺，阴下湿如牛鼻上汗，其足逆冷，面反瘦。（十七）

师曰：诸有水者，腰以下肿，当利小便；腰以上肿，当发汗乃愈。（十八）

师曰：寸口脉沉而迟，沉则为水，迟则为寒，寒水相搏。趺阳脉伏，水谷不化，脾气衰则鹜溏，胃气衰则身肿。少阳脉卑，少阴脉细，男子则小便不利，妇人则经水不通。经为血，血不利则为水，名曰血分。（十九）

问曰：病有血分、水分，何也？师曰：经水前断，后病水，名曰血分，此病难治；先病水，后经水断，名曰水分，此病易治。何以故？去水，经自下。（二十）

问曰：病者苦水，面目身体四肢皆肿，小便不利，脉之，不言水，反言胸中痛，气上冲咽，状如炙肉，当微咳喘。审如师言，其脉何类？

师曰：寸口沉而紧，沉为水，紧为寒，沉紧相搏，结在关元。始时当微，年盛不觉，阳衰之后，营卫相干，阳损阴盛，结寒微动，肾气上冲，咽喉塞噎，胁下急痛。医以为留饮而大下之，气击不去，其病不除。后重吐之，胃家虚烦，咽燥欲饮水，小便不利，水谷不化，面目手足浮肿。又与葶苈丸下水，当时如小差，食饮过度，肿复如前，胸胁苦痛，象若奔豚，其水扬溢，则浮咳喘逆。当先攻击冲气，令止，乃治咳；咳止，其喘自差。先治新病，病当在后。（二十一）

风水，脉浮身重，汗出恶风者，防己黄芪汤主之。腹痛者加芍药。（二十二）

防己黄芪汤方。方见湿病中。

风水恶风，一身悉肿，脉浮不渴，续自汗出，无大热，越婢汤主之。（二十三）

越婢汤方：

麻黄六两　石膏半斤　生姜三两　大枣十五枚　甘草二两

上五味，以水六升，先煮麻黄，去上沫，内诸药，煮取三升，分温三服。恶风者加附子一枚（炮）；风水，加术四两。《古今录验》。

皮水为病，四肢肿，水气在皮肤中，四肢聂聂动者，防己茯苓汤主之。（二十四）

防己茯苓汤方：

防己三两　黄芪三两　桂枝三两　茯苓六两　甘草二两

上五味，以水六升，煮取二升，分温三服。

里水，越婢加术汤主之，甘草麻黄汤亦主之。（二十五）

越婢加术汤方。见上，于内加白术四两，又见脚气中。

甘草麻黄汤方：

甘草二两　麻黄四两

上二味，以水五升，先煮麻黄，去上沫，内甘草，煮取三升，温服一升，重复汗出，不汗，再服。慎风寒。

水之为病，其脉沉小，属少阴；浮者为风。无水虚胀者，为气。水，发其汗即已。脉沉者宜麻黄附子汤；浮者宜杏子汤。（二十六）

麻黄附子汤方

麻黄三两　甘草二两　附子一枚（炮）

上三味，以水七升，先煮麻黄，去上沫，内诸药，煮取二升半，温服八分，日三服。

杏子汤方。未见，恐是麻黄杏仁甘草石膏汤。

厥而皮水者，蒲灰散主之。方见消渴中。（二十七）

问曰：黄汗之为病，身体肿一作重。发热汗出而渴，状如风水，汗沾衣，色正黄如柏汁，脉自沉，何从得之？师曰：以汗出入水中浴，水从汗孔入得之，宜芪芍桂酒汤主之。（二十八）

黄芪芍桂苦酒汤方：

黄芪五两　芍药三两　桂枝三两

上三味，以苦酒一升，水七升，相和，煮取三升，温服一升，当心烦，服至六七日乃解。若心烦不止者，以苦酒阻故也。一方用美酒醯代苦酒。

黄汗之病，两胫自冷；假令发热，此属历节；食已汗出，又身常暮盗汗出者，此劳气也；若汗出已，反发热者，久久其身必甲错；发热不止者，必生恶疮。

若身重，汗出已辄轻者，久久必身瞤。瞤即胸中痛，又从腰以上必汗出，下无汗，腰髋弛痛，如有物在皮中状，剧者不能食，身疼重，烦躁，小便不利，此为黄汗，桂枝加黄芪汤主之。（二十九）

桂枝加黄芪汤方：

桂枝　芍药各三两　甘草二两　生姜三两　大枣十二枚　黄芪二两

上六味，以水八升，煮取三升，温服一升，须臾饮热稀粥一升余，以助药力，温服取微汗，若不汗，更服。

师曰：寸口脉迟而涩，迟则为寒，涩为血不足。趺阳脉微而迟，微则为气，迟则为寒，寒气不足，则手足逆冷；手足逆冷，则荣卫不利；荣卫不利，则腹满胁鸣相逐，气转膀胱，荣卫俱劳；阳气不通，即身冷，阴气不通，即骨疼；阳前通则恶寒，阴前通则痹不仁。阴阳相得，其气乃行，大气一转，其气乃散。实则失气，虚则遗尿，名曰气分。（三十）

气分，心下坚，大如盘，边如旋杯，水饮所作，桂枝去芍药加麻辛附子汤主之。（三十一）

桂枝去芍药加麻辛附子汤方：

桂枝　生姜各三两　甘草二两　大枣十二枚　麻黄　细辛各二两　附子一枚（炮）

上七味，以水七升，煮麻黄，去上沫，内诸药，煮取二升，分温三服，当汗出，如虫行皮中，即愈。

心下坚大如盘，边如旋盘，水饮所作，枳术汤主之。（三十二）

枳术汤方：

枳实七枚　白术二两

上二味，以水五升，煮取三升，分温三服，腹中软，即当散也。

附方

《外台》防已黄芪汤：治风水，脉浮为在表，其人或头汗出，表无他病，病者但下重，从腰以上为和，腰以下当肿及阴，难以屈伸。方见风湿中。

【辨病思路】

1. 辨水气病病因病机

本篇中水气的发生，有内因、外因两个方面。

外因由外感风、寒、湿、热等邪气诱发。如“脉浮而洪，浮则为风，洪则为气，风水相搏，风强则为隐疹……此为黄汗”，感受外邪，风气相搏，外感风强则发为隐疹，水湿之气较强则身体洪肿，俯仰困难。再如“趺阳脉当伏，今反紧，本自有寒……”“趺阳脉当伏，今反数，本自有热……此欲作水”，水气病的形成与宿疾、兼病有关，其病理变化有寒热不同证型。

内因责之于阳气衰微，水停不化，泛滥于全身，尤以肺、脾、胃、肾及三焦、膀胱等脏腑功能失调相关。如“寸口脉弦而紧，弦则卫气不行……小便即难”，或寒邪束表，肺失通调，水湿泛溢；或肾阳不足，阴寒水饮内盛，水蓄于内而为水肿。又如“问曰：病下利后，渴饮水，小便不利……自当愈”，下利日久脾胃阳虚，水湿内停发为水肿。又如“师曰：寸口脉沉而迟，沉则为水，迟则为寒”，通过脉象变化说明水气病与肺、脾胃、肾、三焦的虚衰有密切关系。

2. 辨水气病临床表现

（1）表里之辨：风水、皮水病在表，因而外证均有浮肿、脉浮，但风水恶风，皮水不恶风，这是二者的辨别要点。正水、石水病在里，都有腹水，但正水伴喘，标本俱病，水肿症状最典型，故称正水。石水较正水顽固，腹部坚硬如石，故称石水。黄汗以汗色如黄柏汁而得名，身虽肿而皮肤不黄，与皮水有内热之一身面目色黄而不同。

（2）五脏之辨：心水者，心阳虚，水气凌心而致烦躁不能安卧、前阴部肿大等症状。肝水者，肝气先虚，水气乘肝而致腹部胀大、不能转侧、胁下胀痛、尿少等症状。肺水者，肺失通调，停水泛溢而致身体水肿、小便困难、大便溏等症状。脾水者，脾阳不足，失其健运，停水泛溢而致腹部胀大、小便不困难、四肢沉重。肾水者，肾阳虚不能化气行水，水湿内聚而致腹大脐肿、腰痛。

（3）气血之辨：人体为一个有机整体，体内气、血、津液互为因果。大气不转，阳虚气滞，营卫俱虚，气血不足所致，以心下痞坚为主症的水肿病，称为“气分病”。妇人病水，先经闭而后水肿，乃瘀血阻滞水道所致，称为“血分病”；先病水肿而后经闭，水液阻滞血道所致，称为“水分病”。水分浅而易行，水去则经自下，故易治；血分深而难通，血不通则水不行，故曰难治。

3. 辨水气病预后

水气病人脉沉，是由于水阻脉气，脉气不能鼓动于外，且因水留皮肤，脉络被压，营卫被阻。此脉证相符，肿势会渐渐消散，脉亦会渐渐和调，是其常理也。若病人肿势未消，脉象不沉反而诊之为浮散于外、盛大无根之“脉出”之象，此乃阴盛于内，阳越于外，真气欲散，阴阳离决之象，脉证不符，邪盛而正气衰亡，故而预后不良。

【证治特点】

1. 急治其标，就近祛水

水气病以身体浮肿为主症，水气二字强调了病机，因水化于气，若气不行水，水不化气，则形成水气病。针对标实情况，治疗遵循《黄帝内经》“开鬼门，洁净府，去宛陈莝”的法则，重在发汗、利小便、攻逐水邪三大法则。

病位偏上者，偏表属阳，仲景治以发汗而散水，适用于风水、皮水等情况。例如，风水、皮水者，虽汗出而表证不解症见“恶风、脉浮”，内有郁热之“口渴、无大热”，治以越婢汤加减发越水气，清解郁热。风水表虚证，表气已虚，出现“汗出不已”，而复感外邪“脉浮、恶风、身肿”，治以防己黄芪汤益气固表，利水疏风。皮水无热肺气不宣者，治甘草麻黄汤以宣肺发汗散水。

病位偏下者，偏里属阴，仲景治以利小便而祛水。对于脏腑内伤生湿所致的水气病，水肿由下而上，多从下肢开始，继而蔓延全身。例如，皮水阳郁证，见于脾虚失运，水湿溢于皮下更遏郁，阳气所致，以四肢皆肿、肌肤轻微颤抖为特征，兼见乏力短气、小便不利、水谷不消，治以防己茯苓汤通阳化气，利水消肿。若水势壅盛，正气未衰者，症见全身浮肿、腹部胀大、小便不利、脉沉伏欲绝等，仲景主张用攻下逐水之力较强的方药，如十枣汤等。

2. 审证求因，缓治其本

水饮既是脏腑功能失调，代谢障碍的病理产物，又可作为致病因素导致新的病证。前述发汗、利小便、攻逐水邪诸法皆属治标，故仲景还追本溯源，审证求因，着力治疗导致水气病的脏腑。本篇中提及的五脏水乃五脏功能失常而导致的水气病。如心肺二脏，属于阳脏，位居于胸，病变重心在上在表，故心水、肺水者，均有身重、水肿、烦躁不得卧等症。肝脾肾三脏均为阴脏，位居于腹，病变重心在里在下，故三脏病水均有腹大等症。且单纯祛除水邪的方法并不能使新的水邪不再产生，水邪除后，还应进一步补肾固本，因为“水者，肾之制也，肾者，人之本也。肾气壮，则水还于海，肾气虚，则水散于皮”。即使肺脾之变形成的水肿，其治疗亦离不开温肾益气。

3. 辨其兼症，行气活血

水气病临床证情较为复杂，气、血、水三者相互影响，水病及血称为“水分”，血病及水称为“血分”，若影响气机则为“气分”，故除了消除水肿外，还应加之行气活血法治疗。如“心下坚，大如盘，边如旋盘”为脾虚气滞之气分病水，用枳术汤行气散结，健脾利水。如兼有血瘀者，见经水不来、舌质紫暗、脉涩等症，治用桂枝茯苓丸等方以化瘀利水。

【医案列举】

案 1 患者，女，54 岁。间断颜面浮肿 5 年，近期加重伴乏力咽干、腰膝酸痛来诊。面色萎黄无华，舌淡红微胖有齿痕，苔薄黄。既往患慢性肾炎未愈。（徐子彦，2011. 李振江经方验案拾珍[J]. 环球中医药，4（5）：375-376.）

思考：

（1）本案的中医诊断及病因病机是什么？

（2）结合本篇内容，宜选何法、何方为主治疗？

（3）写出具体处方及用药分析。

案 2 患者，女，28 岁。妊娠 7 个半月，全身浮肿已 2 月余，开始踝部、下肢浮肿明显，继而全身浮肿，下肢为剧。曾在其他医院诊断为妊娠高血压，服用多种利尿降压药效果不佳。于 2002 年 7 月 8 日来我院就诊。见面色㿠白，全身浮肿，下肢为剧，皮肤光亮，按之如泥，血压 150/90mmHg，伴头晕心悸，胸闷纳呆，尿少便溏，舌淡润，苔白腻。（王卫红，2005. 防己茯苓汤临床应用举隅[J]. 河南中医，25（7）：47.）

思考：

（1）本案的中医诊断及病因病机是什么？有何特点？

（2）结合本篇内容，宜选何法、何方为主治疗？

（3）写出具体处方及用药分析。

案 3 患者，女，30 岁。主诉：双下肢及面部水肿 1 年余。现病史：患者双下肢及面部水肿 1 年余，晨起手胀，关节稍僵硬。平时每天站立约 11～12 小时，站立后症状加重，休息后水肿减轻，甚至消失。现症见：面部及双下肢水肿，踝关节周围压之凹陷，晨起手胀，关节稍僵硬，时有腰痛，乏力，舌质红，苔薄白，脉沉虚。检查血、尿常规，肝肾功能，甲状腺功能，心电图等均正常。（王育勤，尹露，2016. 王立忠教授特发性水肿治验［J］. 世界中医药，11（2）：266-268.）

思考：

（1）本案的中医诊断及病位是什么？

（2）结合病证进行病机分析。

（3）宜选何法、何方为主治疗？

案 4 患者，男，48 岁。患者为某砖瓦厂负责人，1993 年 2 月，在一次突发事件中发生 CO_2 严重中毒，经抢救脱离生命危险，出院 1 个月后逐渐出现全身水肿。曾去多家医院就诊，查肝肾功能无明显损害，尿检无异常。先后予多种中西药物治疗，不见好转，水肿日甚而来诊。刻诊：遍体浮肿，形如水桶，按之没指，眼睑光亮，季节已至大暑，仍身着棉袄，神疲怯寒，面色黄滞，周身无汗，腹部膨隆如 9 个月孕妇，肢体困重，纳呆。舌体胖嫩，苔白腻，脉沉小无力。（周建斌，周建华，2001. 周志成医案三则［J］. 江苏中医，22（9）：37-38.）

思考：

（1）本案的中医诊断及病因病机是什么？

（2）本案的辨证依据是什么？

（3）结合本篇内容，宜选何法、何方为主治疗？

案 5 患者，男，41 岁。1989 年 10 月 2 日就诊。自述 8 个月前因饮酒过量致心口下巴掌大一块撑闷难忍。初得病时饭后胀甚，饮食减少二三成尚可忍耐，渐至终日胀满，虽饮食减少五六成仍胀满不减。坐卧不加剧，寝食难安，因胀满畏食，近 10 余日每餐只敢啜稀粥一小碗。得病以来，曾服香砂养胃丸、沉香导滞丸等，偶有小效，药尽则病情如前。病人素体健壮，无胀满吞酸宿疾。望之病位正在“心下”，按之坚满，深触无物，压痛轻微。大便偏干，小便正常，舌质红苔白腻滑，脉象沉弦。（齐群长，1995. 经方验案二则［J］. 天津中医，12（2）：37.）

思考：

（1）本案的中医诊断及病因病机是什么？有何特点？

（2）宜选何法、何方为主治疗？

（3）写出具体处方及用药分析。

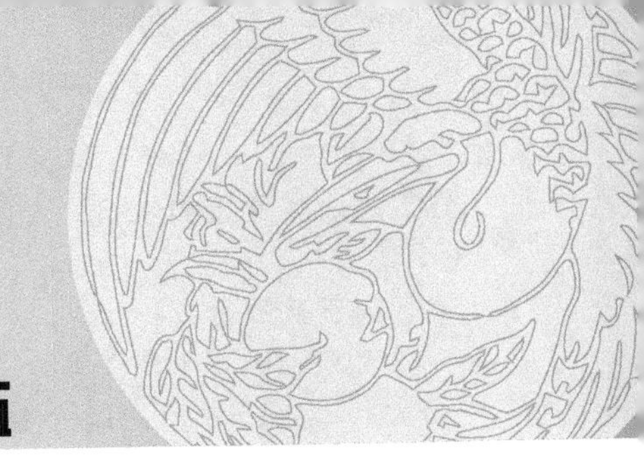

黄疸病脉证并治第十五

论二首　脉证十四条　方七首

本篇专论黄疸病，《说文解字》中言“疸，黄病也”，此病以身黄、目黄、尿黄为主症。病名首见于《黄帝内经》中，《素问·六元正纪大论》中云“湿热相搏……民病黄疸”，《素问·平人气象论》言“溺黄赤安卧者，黄疸”“目黄者曰黄疸”。《灵枢·论疾诊尺》说“身痛而色微黄，齿垢黄，爪甲上黄，黄疸也。安卧，小便黄赤，脉小而涩者，不嗜食”，概括说明了黄疸病的病因、症状、体征，而本篇更加系统地论述了其临床证治。本篇按病因将黄疸主要分为谷疸、酒疸、女劳疸、黑疸四种类型，其中黑疸是谷疸、酒疸和女劳疸失治误治或者经久不愈发展而来的，常见于黄疸的后期。此外，还包括其他一些发黄的疾病，如虚劳发黄、燥结发黄等。

【经典回顾】

寸口脉浮而缓，浮则为风，缓则为痹。痹非中风。四肢苦烦，脾色必黄，瘀热以行。（一）

趺阳脉紧而数，数则为热，热则消谷，紧则为寒，食即为满。尺脉浮为伤肾，趺阳脉紧为伤脾。风寒相搏，食谷即眩，谷气不消，胃中苦浊，浊气下流，小便不通，阴被其寒，热流膀胱，身体尽黄，名曰谷疸。

额上黑，微汗出，手足中热，薄暮即发，膀胱急，小便自利，名曰女劳疸，腹如水状不治。

心中懊憹而热，不能食，时欲吐，名曰酒疸。（二）

阳明病，脉迟者，食难用饱，饱则发烦头眩，小便必难。此欲作谷疸。虽下之，腹满如故，所以然者，脉迟故也。（三）

夫病酒黄疸，必小便不利，其候心中热，足下热，是其证也。（四）

酒黄疸者，或无热，靖言了了，腹满欲吐，鼻燥，其脉浮者，先吐之，沉弦者，先下之。（五）

酒疸，心中热，欲呕者，吐之愈。（六）

酒疸下之，久久为黑疸，目青面黑，心中如啖蒜齑状，大便正黑，皮肤爪之不仁，其脉浮弱，虽黑微黄，故知之。（七）

师曰：病黄疸，发热烦喘，胸满口燥者，以病发时火劫其汗，两热所得。然黄家所得，从湿得之。一身尽发热而黄，肚热，热在里，当下之。（八）

脉沉，渴欲饮水，小便不利者，皆发黄。（九）

腹满，舌痿黄，燥不得睡，属黄家。舌痿疑作身痿。（十）

黄疸之病，当以十八日为期，治之十日以上瘥，反剧为难治。（十一）

疸而渴者，其疸难治；疸而不渴者，其疸可治。发于阴部，其人必呕；阳部，其人振寒而发热也。（十二）

谷疸之为病，寒热不食，食即头眩，心胸不安，久久发黄为谷疸，茵陈蒿汤主之。（十三）

茵陈蒿汤方：

茵陈蒿六两　栀子十四枚　大黄二两

上三味，以水一斗，先煮茵陈，减六升，内二味，煮取三升，去滓，分温三服。小便当利，尿如皂角汁状，色正赤。一宿腹减，黄从小便去也。

黄家日晡所发热，而反恶寒，此为女劳得之；膀胱急，少腹满，身尽黄，额上黑，足下热，因

作黑疸。其腹胀如水状，大便必黑，时溏，此女劳之病，非水也。腹满者难治。硝石矾石散主之。（十四）

硝石矾石散方：

硝石　矾石（烧）等分

上二味，为散，以大麦粥汁和服方寸匕，日三服。病随大小便去，小便正黄，大便正黑，是候也。

酒黄疸，心中懊憹，或热痛，栀子大黄汤主之。（十五）

栀子大黄汤方：

栀子十四枚　大黄一两　枳实五枚　豉一升

上四味，以水六升，煮取二升，分温三服。

诸病黄家，但利其小便；假令脉浮，当以汗解之，宜桂枝加黄芪汤主之。方见水气中。（十六）

诸黄，猪膏发煎主之。（十七）

猪膏发煎方：

猪膏半斤　乱发如鸡子大三枚

上二味，和膏中煎之，发消药成，分再服。病从小便出。

黄疸病，茵陈五苓散主之。一本云茵陈汤及五苓散并主之。（十八）

茵陈五苓散方：

茵陈蒿末十分　五苓散五分方见痰饮中

上二物和，先食饮方寸匕，日三服。

黄疸腹满，小便不利而赤，自汗出，此为表和里实，当下之，宜大黄硝石汤。（十九）

大黄硝石汤方：

大黄　黄柏　硝石各四两　栀子十五枚

上四味，以水六升，煮取二升，去滓，内硝，更煮取一升，顿服。

黄疸病，小便色不变，欲自利，腹满而喘，不可除热，热除必哕。哕者，小半夏汤主之。方见痰饮中。（二十）

诸黄，腹痛而呕者，宜柴胡汤。必小柴胡汤，方见呕吐中。（二十一）

男子黄，小便自利，当与虚劳小建中汤。方见虚劳中。（二十二）

【辨病思路】

1. 辨黄疸病病因病机

就黄疸的病因病机而言，本篇包括了湿热发黄、寒湿发黄、火劫发黄、燥结发黄、女劳发黄和虚劳发黄，但以湿热发黄为主。

湿热内蕴，瘀久发黄。《伤寒论》云“伤寒七八日，身黄如橘子色”，即外感邪气导致发黄，如“黄家所得，从湿得之”所言多为湿邪。黄疸病脉象为“寸口脉浮而缓”，为外感风邪，里有湿郁的征象。湿阻中焦，脾胃升降功能失常，久郁化热，且波及血分，影响肝胆疏泄，胆汁不循常道，泛溢肌肤而成黄疸，即“脾色必黄，瘀热以行”。

中焦虚弱，寒湿内生。患者素体中气亏虚，或饮食不节，或嗜酒过度，损伤脾胃，运化功能减退，水谷难以消化，不能进食过饱，即“阳明病，脉迟者，食难用饱”；饱食后，脾失运化，腹部胀满烦闷，湿浊中阻，清阳不升则见头眩，即“饱则发烦头眩”；湿浊下注，气化失司，则“小便必难”。脾胃虚弱，寒湿中阻之腹满，属太阴寒湿证，由脾虚不能运化水谷所致，治当温运，不应攻下，误用攻下，更伤脾阳，腹满不愈。寒湿无以外泄，熏于肌肤，发为谷疸。

火劫发黄。黄疸因湿热郁蒸而有发热症状，若误用火劫发汗治疗，就会发生“发热烦喘，胸满口燥”，为“两热所得”造成里热炽盛之证。故当用攻下法通腑泻热。

久病入络，瘀而发黄。本篇中黑疸是由于“酒疸下之”且“久久”所致，症状表现为“目青面黑，大便正黑，皮肤爪之不仁”。说明酒疸下之太过，或不宜下而下之，正气受伤，致湿热陷入血脉，久病必瘀，瘀血阻滞则成黑疸。女劳疸日久也可发展成黑疸。黑疸是黄疸久治不愈而转归的后期危重证。

2. 辨黄疸病临床表现

本篇按病因将黄疸主要分为谷疸、酒疸、女劳疸、黑疸四种类型。谷疸与饮食关系密切，临床表现为“食即为满”“食谷即眩”“小便不通”；酒疸为嗜酒过度，湿热内蕴所致，临床表现为“心中懊憹而热，不能食，时欲吐”“小便不利”；女劳疸为过度房劳伤肾所致，临床表现为“额上黑，手足中热，膀胱急，小便自利”；黑疸多为酒疸误下所致，湿热内陷，深入血分，久久熏蒸，血为瘀滞变为黑疸，临床表现为“目青面黑，心中如啖蒜齑状，大便正黑，皮肤爪之不仁，其脉浮弱”。

3. 辨预后

从口渴与否判定预后。黄疸病的预后与口渴症状有关，口渴与否提示湿热黄疸病情的轻重。口渴是由于湿热化燥，里热炽盛，或热毒深重，病热迅猛；反之不渴，则为病势较缓，预后较好。

从时间判定预后。以脾土旺盛之十八日为期，提示治疗黄疸应早期，不可延误，否则将会转为难治。

从有无腹水状判定预后。“额上黑，……名曰女劳疸；腹如水状不治”，说明女劳疸肾虚日久，湿热内生，累及后天，脾肾两衰，腹如水状，乃属脾肾两败，故为难治。

从腹满与否判定预后。黄疸常伴有腹满之症，若日久肾虚累及脾，脾肾两衰，故难治，即“此女劳之病，非水也。腹满者难治”。

【证治特点】

1. 湿热发黄治以清热利湿

黄疸以湿热为主，利小便为治疗黄疸的第一法，“治黄不利小便，非其治也”。如“小便当利，尿如皂荚汁状，色正赤，一宿腹减，黄从小便去”所言，说明了小便通利与否是判断预后的重要依据，湿热之邪当从小便分消。但仍须辨别湿盛、热盛，或湿热两盛，从而选择相应的方剂进行治疗。谷疸为湿热蕴结而起，湿热两盛者，以茵陈蒿汤清热利湿为主，兼通腑实，使肠胃之瘀热，从大小便排泄。湿重于热者，症见身黄如熏、食少脘闷、身重倦怠、小便不利，以茵陈五苓散清热利湿。酒黄疸热重于湿者，湿热蕴于中焦，上蒸于心，故心中懊憹；湿热阻滞，气机不利，不通则痛，故心中热痛，或治以栀子大黄汤清心除烦，或治以大黄硝石汤清热通便，利湿退黄。

2. 波及血分，治黄必治血

“瘀热以行”，说明瘀血是黄疸致病的重要因素，因此在黄疸治疗过程中，活血化瘀也很重要。本篇茵陈蒿汤、栀子大黄汤、大黄硝石散三方中，皆有大黄，除泻热通便外，还有活血化瘀之效。硝石矾石散、大黄硝石散方中都运用了硝石，硝石性味苦咸寒，能入血分，具有消除瘀热之功，也体现了活血化瘀的治法。茵陈五苓散更是巧妙地应用了桂枝，温通血脉而达到祛瘀活血的作用。

【医案列举】

案1 患者，男，23岁。患者因“身目尿黄2周，乏力纳差1周”入院。有慢性乙肝病史。平常未定期检查及治疗。2周前，家人发现患者皮肤、目睛发黄，患者自觉小便黄，但未予重视。1周前，患者自觉乏力、纳差，进食量仅为平常的1/3，厌油腻，遂到当地医院就诊，查肝功能：谷丙转氨酶723U/L，谷草转氨酶564U/L，总胆红素534μmol/L。在当地医院予维生素静滴治疗。症状无明显改善。为求进一步诊治，收入我院肝病科。入院后患者身目黄染，色鲜明。尿如浓茶样，乏力，纳差，睡眠佳，大便秘结，舌暗红，边有瘀点，苔黄腻，脉弦滑。（萧焕明，蔡高术，谢玉宝，2010. 池晓玲运用经方治疗黄疸验案举隅［J］. 江苏中医药，42（2）：46-48.）

思考：

（1）本案的中医诊断及病因病机是什么？

（2）结合本篇内容，宜选何法、何方为主治疗？

（3）写出具体处方及用药分析。

案2 患者，男，18岁。发病3天，两眼白睛及全身皮肤皆发黄如染，腹满，小便不利，口渴，脉缓。（李今庸，2017. 经典理论指导下的临床治验（十七）——辨治肝胆脾胃疾病验案［J］. 中医药通报，16（3）：3-4.）

思考：

（1）本案的病因病机是什么？

（2）本案的治疗原则是什么？可以考虑的方剂有哪些？

（3）写出具体处方及用药分析。

案3 患者，30岁，2周前出现发热，疲乏，腹胀，胸闷，恶心，呕吐，小便短少黄赤，大便秘结，察其身目俱黄，色泽鲜明。舌苔黄腻，脉弦数。经查肝功能指标异常。（关一鸣，冯少琪，2002. 经方治疗黄疸的体会［J］. 新中医，34（3）：72.）

思考：

（1）本案的病因病机是什么？

（2）本案的治疗原则是什么？可以考虑的方剂有哪些？

（3）写出具体处方及用药分析。

案4 患者，女，72岁。查及胰头癌1个月，因伴发寒热往来，面目、全身俱黄，腹痛，呕吐，便秘，于2002年12月来我肿瘤门诊诊治。查血清总胆红素为290μmol/L。直接胆红素为230.5μmol/L。（李宝勤，2005. 经方治疗疑难杂证四则举隅［J］. 中医药学刊，23（4）：759-760.）

思考：

（1）本案的病因病机是什么？有何特点？

（2）宜选何法、何方为主治疗？

（3）写出具体处方及用药分析。

案5 患者，男，90岁。患者来诊时神志清楚，身形尚健，在子女的陪同下来到门诊。症见目黄，肤黄，小便黄，口苦，右上腹痛，乏力，舌质暗红苔黄腻，舌边有瘀点，脉弦。既往有胆结石病史。患者自诉11月3日上午突发右上腹绞痛，全身发黄，前往武警湖北总队医院急诊科诊治，超声诊断报告显示：胆囊切面大小99mm×54mm，壁厚约6mm，囊内可见一直径约24mm强回声团，胆总管上段内径约12mm，结果提示：①轻度脂肪肝；②胆囊结石、胆囊肿大、胆囊壁水肿；③胰腺未见明显异常；④脾不大；⑤双肾未见明显结石及积液。肝功能：谷丙转氨酶46U/L，谷草转氨酶83U/L，总胆红素187.5μmol/L，直接胆红素104.3μmol/L，间接胆红素83.2μmol/L。（章程鹏，何丹丹，桑红灵，等，2013. 戴天木教授活用经方治疗高龄老人阻塞性黄疸验案1则［J］. 光明中医，28（11）：2369-2370.）

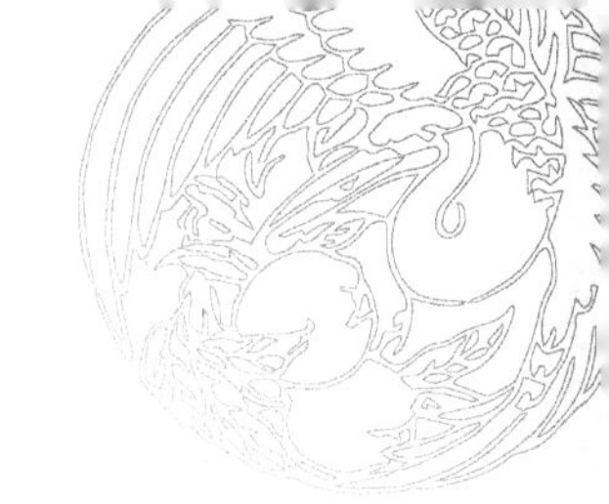

思考:

（1）本案的病因病机是什么?

（2）本案的治疗原则是什么？可以考虑的方剂有哪些?

（3）写出具体处方及用药分析。

惊悸吐衄下血胸满瘀血病脉证治第十六

脉证十二条　方五首

本篇论述了惊、悸、吐血、衄血、下血和瘀血等病的证治，而胸满仅是瘀血的一个伴随症状。由于上述病证与心和血脉有密切联系，故合为一篇论述。

第一节　惊　悸　病

惊悸病名，源自《黄帝内经》。《素问·脉解》说："恶人与火，闻木音则惕然而惊者，阳气与阴气相搏，水火相恶，故惕然而惊也。"提出惊的概念及致惊的原因。《素问·举痛论》说"惊则气乱……惊则心无所依，神无所归，虑无所定，故气乱矣。"病程上有久暂之分，证情上有轻重之别，但二者互相联系，突然受惊必然导致心悸；心悸又易并见惊恐，故常惊悸并称。

【经典回顾】

寸口脉动而弱，动即为惊，弱则为悸。（一）

火邪者，桂枝去芍药加蜀漆牡蛎龙骨救逆汤主之。（十二）

桂枝救逆汤方：

桂枝三两（去皮）　甘草二两（炙）　生姜三两　牡蛎五两（熬）　龙骨四两　大枣十二枚　蜀漆三两（洗去腥）

上为末，以水一斗二升，先煮蜀漆，减二升，内诸药，煮取三升，去滓，温服一升。

心下悸者，半夏麻黄丸主之。（十三）

半夏麻黄丸方：

半夏　麻黄等分

上二味，末之，炼蜜和丸小豆大，饮服三丸，日三服。

【辨病思路】

1. 辨惊悸病病因病机

有内外因之分，惊为外动所使，悸为内虚所致。脉"动即为惊"，由于外界刺激，致使心无所倚，神无所归，血气逆乱，故脉动不宁。脉"弱则为悸"，气血不足，心脉失养，则虚生悸证。

2. 辨惊悸病临床表现

惊与悸是两种病情。惊是突遭外界刺激而引起的惊恐、精神不定，卧起不安。悸是自觉心中跳动不安。但临床上惊与悸常常一起出现，互为因果，一般受惊必致心悸，心悸又必发生惊恐。

【证治特点】

1. 以脉象分虚实

以动、弱二脉区别惊悸虚实。“动即为惊”，由于外界的刺激，突受惊吓，使心无所倚，血气逆乱，出现精神烦躁不宁、卧起不安，多为实证；“弱则为悸”，由于气血不足，心失所养，则脉象软弱无力，病属虚证。悸者虽多为虚证，但不应忽视有实证者，当辨证论治，方能获效。

2. 审因论治

由于“火邪”等强迫发汗，损伤心阳，心神浮越，可致惊狂、卧起不安等症，审其病因，宜温通心阳，镇惊安神，用桂枝去芍药加蜀漆牡蛎龙骨救逆汤。水停心下，上凌于心，心阳被遏，故心下悸动，为水饮致悸，治宜蠲饮通阳，降逆定悸，用半夏麻黄丸。

【医案列举】

案 1 患者，女，43 岁。患者近 3 年来随人学习“气功”，平素喜夜间练功。半年前自觉受气功同道暗算，自觉胸闷不适、纳少无味、汗出等不适，3 个月前开始夜间噩梦连连，如鬼物附身，每于凌晨 3 时左右即惊悸不安，旋即惊醒，自觉肩臂、双手冰冷，麻木刺痛，难以入睡，白天上症减轻消失，曾多方寻医，行心脏彩超、动态心电图、肝肾功能等检查无异常，诊断为神经官能症、焦虑症，服中西药物治疗效果不显，患者痛不堪，甚则不敢入睡。现症见：神疲乏力，胸闷心悸，纳少，汗出，月经延期，量少色暗，舌暗，苔白，脉弦。（王评，张毅之，2011.《伤寒论》经方治验 3 则［J］. 中医药导报，17（9）：111-112.）

思考：

（1）本案的中医诊断及病因病机是什么？

（2）宜选何法、何方为主治疗？

（3）写出具体处方及用药分析。

案 2 患者，女，62 岁。主诉：心悸反复发作 3 个月，耳鸣 1 个月。现病史：患者于 3 个月前出现心悸，发作频繁，日数十次，1 个月前出现耳鸣。先后就诊于首都医科大学宣武医院、北京市回民医院，症状有所缓解，但仍每日发作，患者苦于心悸发作仍频繁，就诊于我处。刻下症见：心悸频作，平均每天发作数十次，夜间为甚，不因体位变化减轻或加重。全身畏寒，前胸后背尤甚，时有烘热汗出，全身乏力，双下肢为甚。耳鸣，纳少，眠可，二便调。辅助检查：24 小时动态心电图示：窦性心律，频发室性期前收缩。查体：形体偏胖，面色微红，语声低微，舌淡红，有裂纹，苔薄黄，脉弦细。（王磊，马军令，马云枝，2008. 马云枝教授运用经方治疗神经内科疑难病证举隅［J］. 江苏中医药，40（4）：19-20.）

思考：

（1）本案的中医诊断及病因病机是什么？

（2）结合本篇内容，宜选何法、何方为主治疗？

（3）写出具体处方及用药分析。

案 3 患者，女，22 岁。心悸善惊，睡眠后惊悸而醒，稍劳则诱发或者加重，心烦，神疲乏力，失眠，自汗，纳呆，面色苍白，四肢厥冷，曾多次用西药调治及服用中药安神养血之品无效。舌淡苔薄白，脉细而弱。（谢连娣，陈立新，霍艳明，2009. 仲景方治疗心悸验案 5 则［J］. 北京中医药，28（11）：892-893.）

思考：
（1）本案当辨属何病？
（2）病因病机是什么？如何辨证？
（3）宜选何法、何方为主治疗？

案4 患者，女性，57岁。2016年1月11日主因“间断心前区不适伴喘咳1月余”入院，既往高血压病史。入院症见：阵发心悸，喘咳，咯吐白痰，动甚则剧，时胸闷胀，手足不温，纳少，无头晕、视物旋转，寐欠安，二便可，舌淡暗苔白腻，脉弦细。查体：神清，血压130/90mmHg。肺部叩诊清音，呼吸音粗，可闻及少许痰鸣音。双下肢不肿。心电图示：心率62次/分，律不齐，室性期前收缩频发。心脏彩超示：主动脉硬化，左室壁心肌运动节段性异常，左室舒张功能减低。（王丽杰，刘梅，2016. 浅谈《金匮要略》半夏麻黄丸法治疗心悸［J］. 中国中医急症，25（7）：1452-1453，1456.）

思考：
（1）本案的中医诊断及病因病机是什么？
（2）宜选何法、何方为主治疗？
（3）写出具体处方及用药分析。

案5 患者，女，36岁。患者主诉“发作性心中恐惧感半个月”，半个月前因惊吓后出现发作性恐惧、害怕，发作无定时，每次持续数分钟。伴头顶部针刺样疼痛，记忆力减退，背部发凉不适，心烦，易紧张，心悸，臆想有可怕的事情发生，不敢独自在家，睡眠差，纳呆，便溏。舌红苔白腻，右手脉弦，左手脉细。既往体健。（王佳宁，楚洪亮，王坤，等，2018. 柴胡桂枝干姜汤治疗惊恐障碍验案举隅［J］. 世界中西医结合杂志，13（2）：270-273.）

思考：
（1）本案的病因病机是什么？如何辨证？
（2）宜选何法、何方为主治疗？
（3）写出具体处方及用药分析。

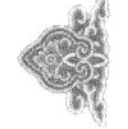 第二节 吐衄下血瘀血病 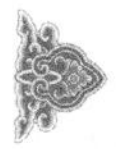

吐血、衄血、下血和瘀血同属血证范围。血证是临床上常见的病证，凡血液不循常道，或上溢于口鼻，或下泄于前后二阴，或渗出于肌肤，所形成的一类出血性疾病，统称为血证。

【经典回顾】

师曰：尺脉浮，目睛晕黄，衄未止。晕黄去，目睛慧了，知衄今止。（二）

又曰：从春至夏衄者，太阳，从秋至冬衄者，阳明。（三）

衄家不可汗，汗出必额上陷，脉紧急，直视不能眴，不得眠。（四）

病人面无色，无寒热。脉沉弦者，衄；浮弱，手按之绝者，下血；烦咳者，必吐血。（五）

夫吐血，咳逆上气，其脉数而有热，不得卧者，死。（六）

夫酒客咳者，必致吐血，此因极饮过度所致也。（七）

寸口脉弦而大，弦则为减，大则为芤，减则为寒，芤则为虚，寒虚相击，此名曰革，妇人则半产漏下，男子则亡血。（八）

亡血不可发其表，汗出则寒栗而振。（九）

病人胸满，唇痿舌青，口燥，但欲漱水不欲咽，无寒热，脉微大来迟，腹不满，其人言我满，

为有瘀血。（十）

病者如热状，烦满，口干燥而渴，其脉反无热，此为阴伏，是瘀血也，当下之。（十一）

吐血不止者，柏叶汤主之。（十四）

柏叶汤方：

柏叶　干姜各三两　艾三把

上三味，以水五升，取马通汁一升，合煮取一升，分温再服。

下血，先便后血，此远血也，黄土汤主之。（十五）

黄土汤方：亦主吐血衄血

甘草　干地黄　白术　附子（炮）　阿胶　黄芩各三两　灶中黄土半斤

上七味，以水八升，煮取三升，分温二服。

下血，先血后便，此近血也，赤小豆当归散主之。方见狐蜮中。（十六）

心气不足，吐血，衄血，泻心汤主之。（十七）

泻心汤方：亦治霍乱

大黄二两　黄连一两　黄芩一两

上三味，以水三升，煮取一升，顿服之。

【辨病思路】

1. 辨吐衄下血瘀血病病因病机

湿热蒸灼易致出血。嗜酒过度，酒性湿热，积于胃中，蒸灼于肺，肺被热伤，气不得宣降，故咳；热伤肺络，肺络损伤而咳血，故“必致吐血”。

气候变化易致出血。手足太阳、阳明四经皆循行于鼻。春夏阳气生化，若阳气升华太过，阳热扰动血脉则致衄血，故春夏衄血属太阳；秋冬阳气内藏，属于阳明里热居多，故秋冬衄血属阳明。

2. 辨吐衄下血瘀血病临床表现

《灵枢·决气》：“血脱者色白，夭然不泽。”失血者，由于血虚不荣，故而面色白而无华，即如条文所言“病人面无色”。由内伤所致，故“无寒热”。内伤出血的病证有吐血、衄血、下血的不同。病人脉见沉弦，沉以候肾，弦为肝脉，由于肾虚不能涵养肝木，肝旺气升，血从上逆，则为衄血；若脉见浮弱而按之绝者，夫浮为阳浮，弱为血虚，按之绝而不起，则主虚阳浮动，不能固摄下焦阴血，故见下血；如不见下血，而烦咳为甚者，是为虚阳上扰熏灼心肺，故必吐血。若寸口脉表现为革脉，是中气虚寒，不能统血、摄血，以致营血不能内守而出现失血。

3. 治疗禁忌

条文言“衄家不可汗”“亡血不可发其表”，说明有出血倾向的病证，皆禁汗。否则或阴血重伤，经脉、目睛和心神失其濡养，出现“额上陷脉紧急，目直视不能转动，不得眠”等症；或阳随津泄，阳气受损，失于温煦，筋脉不得阴液濡养，故“寒栗而振”。

4. 辨预后

通过望诊和脉诊判断衄血的预后。尺脉候肝肾，肝肾阴虚，虚火浮动，故见尺脉浮；肝热血浊上充于目睛，故目睛晕黄；肝热上蒸，迫血妄行，或有热浊之气从督脉经风府贯顶下鼻中而出，故见衄血；衄血更伤阴血，血少肝热更盛，晕黄不去，此仍有迫血妄行之势，故知衄血不止。反之晕黄消除者，知其肝肾虚火已降，火静血宁，故知衄血今止。

条文言“夫吐血，咳逆上气，其脉数而有热，不得卧者，死”，是从脉象判断吐血的险恶预后。阴虚火旺，热迫血妄行，故可吐血。吐血之后，阴血耗损，虚阳独盛，故脉数而有热；假如虚热熏灼肺金，肺津枯竭，故咳逆上气；阳盛于上，不入于阴，热扰心神，故心烦，不得卧；吐血之后，阴血更虚，虚火更旺，形成阴越虚而阳越亢的恶性因果，预后险恶，故曰“死”。

【证治特点】

出血证病机可概括为火热迫血妄行和虚寒气不摄血两个方面，治疗上温清补泻，各有法度。若吐血不止属中气虚寒者，用柏叶汤温中止血；吐衄属心火亢盛者，用泻心汤苦寒清热，降火止血；下血属虚寒远血的，治用黄土汤温脾摄血；属湿热近血者，用赤小豆当归散清利湿热，活血止血。

【医案列举】

案 1 患者，男，40 岁。患者素有胃痛之疾，复因劳倦，而致呕血不止，量约 600ml，血色暗红，伴心中烦躁，大便色黑，小便稍黄，舌质稍红，苔黄，脉数。查体：血压 95/60mmHg，上腹部压痛。胃镜示胃溃疡合并出血。（周安予，2004. 泻心汤在急症中的应用［J］. 河南中医，(1)：8-9.）

思考：

（1）本案的中医诊断、西医诊断及病因病机是什么？

（2）如何辨证分析？

（3）宜选何法、何方为主治疗？

案 2 患者，男，42 岁。自 20 多岁就发现有高血压病，多年来间断服降压药巩固治疗。此次发病前因发怒而致血压急剧升高，收缩压在 180～210mmHg、舒张压在 110～130mmHg 波动，服降压药其效不甚理想，头昏作眩，口干苦有臭味，且伴反复鼻出血，大便正常，小便短赤。视其面红目赤，舌质红，苔黄黑，脉数有力。（史成龙，夏秀梅，2006. 三黄泻心汤临床应用举隅［J］. 吉林中医药，26（9）：59-60.）

思考：

（1）本案的中医诊断及病因病机是什么？有何特点？

（2）宜选何法、何方为主治疗？

（3）后期如何调理？

案 3 患者 3 年前无明显诱因出现腹痛，遇冷及食用生冷食物腹痛明显加重，腹泻，黏液脓血便，每日 3～4 次，腹胀，嗳气，恶心，呕吐，气短，乏力，进行性加重，曾到当地市人民医院就诊，行肠镜检查及病理检查诊断为溃疡性结肠炎、小细胞低色素性贫血（中度）、低蛋白血症。给予口服激素、美沙拉秦片治疗后患者上述症状不能缓解，考虑患者重症溃疡性结肠炎，给予手术治疗，术后患者腹痛、腹泻、便血症状进行性加重，1 年后再次给予手术治疗仍未缓解，症状仍进行性加重。初诊：腹痛，遇冷及食用生冷食物腹痛明显加重，腹泻，血性黏液便，暗红色，日 10 余次，腹胀，嗳气，时有恶心，呕吐，气短，乏力，不能行走，进食少量流质饮食后腹胀明显加重，舌暗，苔白厚腻，有齿痕，脉沉细无力。（黄玉龙，张同学，2014. 黄土汤治疗溃疡性结肠炎验案浅析［J］. 中医药信息，31（3）：78.）

思考：

（1）本案的中医诊断及病因病机是什么？

（2）如何辨证？病位在哪？

（3）宜选何法、何方为主治疗？后期如何调理？

案 4 患者，女，18 岁。主诉：反复紫癜半年余。患者自诉半年来皮肤反复出现紫斑，部位不定，以四肢为主，每天气突变寒冷、进食生冷或冲凉水澡则复作或加重，经他医调理效差而求诊。询其平素喜暖畏寒，手足偏凉，视紫斑颜色较淡暗，口淡不渴，大便溏薄，观其舌淡苔白，脉沉缓无力。（苑述刚，2005. 黄土汤新用 3 则［J］. 成都中医药大学学报，28（4）：31，33.）

思考：

（1）本案的中医诊断及病因病机是什么？

（2）本案病性如何？有何特点？

（3）可选何法、何方为主治疗？

案 5 患者，男，53 岁。主因间断便血 2 年，加重 1 周，于 2010 年 5 月 2 日就诊。患者 2 年前不明原因出现便血，伴腹痛、腹泻、里急后重。经结肠镜检查诊断为慢性非特异性溃疡性结肠炎，间断口服中药汤剂及西药美沙拉秦缓释剂，症状时轻时重，1 周前因过度劳累症状加重。刻诊：腹痛，腹泻，大便每日 5 次，大便黏液脓血，有时是纯暗红色血便，偶感里急后重，腹部绵绵作痛，神疲乏力，食欲不振，四肢冷凉。舌质淡，苔薄白，脉沉细。（郑彩华，2013. 运用经方治疗慢性非特异性溃疡性结肠炎验案 4 则［J］. 河北中医，35（1）：67-68.）

思考：

（1）本案的中医诊断是什么？

（2）如何分析其病机？

（3）宜选何法、何方为主治疗？

呕吐哕下利病脉证治第十七

论一首　脉证二十七条　方二十三首

本篇论述呕吐、哕、下利病的辨证论治。此三种病证均属胃肠疾患，相互影响，且常相兼发生，多责之于胃运化失职，升降失常。辨证论治多以脾胃为中心、恢复气机升降为原则，并结合《素问·太阴阳明论》“阳道实，阴道虚”理论开展临床辨治：属实热证者，多责之于胃肠，即所谓“实则阳明”，治以和胃降逆，通腑祛邪；属虚寒证者，多归咎于脾肾，即所谓“虚则太阴”，治以健脾温肾。

第一节　呕　吐　病

呕吐之病名始载于《黄帝内经》，如《素问·六元正纪大论》所言“初之气，地气迁，气乃大温，草乃早荣，民乃厉，温病乃作，身热、头痛、呕吐、肌腠疮疡”。关于病名，本篇中还提到了“干呕”“胃反”，其中“呕吐”多为后世所沿用。呕为有声有物，吐为有物无声，因与吐多同时发生，故常呕吐并称。呕吐既可以作为内科杂病之一，又可以是其他疾病的常见伴随症状，涉及的病变脏腑也各有不同。

呕吐在痰饮病、黄疸病篇中也曾涉及，而本篇首次把呕吐作为一个独立的疾病进行系统论述，理法方药俱全，开创了呕吐病辨证论治之先河。

【经典回顾】

夫呕家有痈脓，不可治呕，脓尽自愈。（一）

先呕却渴者，此为欲解。先渴却呕者，为水停心下，此属饮家。

呕家本渴，今反不渴者，以心下有支饮故也，此属支饮。（二）

问曰：病人脉数，数为热，当消谷引食，而反吐者，何也？师曰：以发其汗，令阳微，膈气虚，脉乃数。数为客热，不能消谷，胃中虚冷故也。

脉弦者，虚也，胃气无余，朝食暮吐，变为胃反。寒在于上，医反下之，今脉反弦，故名曰虚。（三）

寸口脉微而数，微则无气，无气则荣虚，荣虚则血不足，血不足则胸中冷。（四）

趺阳脉浮而涩，浮则为虚，涩则伤脾，脾伤则不磨，朝食暮吐，暮食朝吐，宿谷不化，名曰胃反。脉紧而涩，其病难治。（五）

病人欲吐者，不可下之。（六）

呕而胸满者，茱萸汤主之。（八）

茱萸汤方：

吴茱萸一升　人参三两　生姜六两　大枣十二枚

上四味，以水五升，煮取三升，温服七合，日三服。

干呕，吐涎沫，头痛者，茱萸汤主之。方见上。（九）

呕而肠鸣，心下痞者，半夏泻心汤主之。（十）

半夏泻心汤方：

半夏半升（洗）黄芩三两　干姜三两　人参三两　黄连一两　大枣十二枚　甘草三两（炙）

上七味，以水一斗，煮取六升，去滓再煮，取三升，温服一升，日三服。

干呕而利者，黄芩加半夏生姜汤主之。（十一）

黄芩加半夏生姜汤方：

黄芩三两　甘草二两（炙）　芍药二两　半夏半升　生姜三两　大枣十二枚一本作二十枚

上六味，以水一斗，煮取三升，去滓，温服一升，日再夜一服。

诸呕吐，谷不得下者，小半夏汤主之。方见痰饮中。（十二）

呕吐而病在膈上，后思水者，解，急与之。思水者，猪苓散主之。（十三）

猪苓散方：

猪苓　茯苓　白术各等分

上三味，杵为散，饮服方寸匕，日三服。

呕而脉弱，小便复利，身有微热，见厥者，难治，四逆汤主之。（十四）

四逆汤方：

附子一枚（生用）　干姜一两半　甘草二两（炙）

上三味，以水三升，煮取一升二合，去滓，分温再服。强人可大附子一枚，干姜三两。

呕而发热者，小柴胡汤主之。（十五）

小柴胡汤方：

柴胡半斤　黄芩三两　人参三两　甘草三两　半夏半斤　生姜三两　大枣十二枚

上七味，以水一斗二升，煮取六升，去滓再煎，取三升，温服一升，日三服。

胃反呕吐者，大半夏汤主之。《千金》云：治胃反不受，食入即吐。《外台》云：治呕食，心下痞硬者。（十六）

大半夏汤方：

半夏二升（洗完用）　人参三两　白蜜一升

上三味，以水一斗二升，和蜜扬之二百四十遍，煮取二升半，温服一升，余分再服。

食已即吐者，大黄甘草汤主之。《外台》方又治吐水。（十七）

大黄甘草汤方：

大黄四两　甘草一两

上二味，以水三升，煮取一升，分温再服。

胃反，吐而渴欲饮水者，茯苓泽泻汤主之。（十八）

茯苓泽泻汤方：《外台》云：治消渴脉绝，胃反吐食之，有小麦一升。

茯苓半斤　泽泻四两　甘草二两　桂枝二两　白术三两　生姜四两

上六味，以水一斗，煮取三升，内泽泻，再煮取二升半，温服八合，日三服。

吐后，渴欲得水而贪饮者，文蛤汤主之。兼主微风，脉紧，头痛。（十九）

文蛤汤方：

文蛤五两　麻黄三两　甘草三两　生姜三两　石膏五两　杏仁五十枚　大枣十二枚

上七味，以水六升，煮取二升，温服一升，汗出即愈。

干呕，吐逆，吐涎沫，半夏干姜散主之。（二十）

半夏干姜散方：

半夏　干姜各等分

上二味，杵为散，取方寸匕，浆水一升半，煮取七合，顿服之。

病人胸中似喘不喘，似呕不呕，似哕不哕，彻心中愦愦然无奈者，生姜半夏汤主之。（二十一）

生姜半夏汤方：

半夏半升　生姜汁一升

上二味，以水三升，煮半夏，取二升，内生姜汁，煮取一升半，小冷，分四服，日三夜一服。止，停后服。

附方

《外台》黄芩汤：治干呕下利。

黄芩三两　人参三两　干姜三两　桂枝一两　大枣十二枚　半夏半斤

上六味，以水七升，煮取三升，温分三服。

【辨病思路】

1. 辨呕吐病病因病机及脉证

《黄帝内经》中对呕吐的病因论述较为丰富，认为风、寒、暑、湿、燥、火及饮食失节皆可致呕，如“寒气客于肠胃，厥逆上出，故痛而呕也”“诸呕吐酸，暴注下迫，皆属于热”“厥阴司天，风淫所胜，民病食则呕”“燥淫所胜，民病喜呕，呕有苦”“太阴之复，湿变乃举……呕而密默，唾吐清液”“太阴所谓食则呕者，物盛满而上溢，故呕也”等。病机则为脾胃升降失常。

《金匮要略》在《黄帝内经》理论基础上，补充了饮邪致呕、误治致呕和因虚致呕。原文第二条指出“先呕却渴者，此为欲解”“先渴却呕者，为水停心下，此为饮家”，此为饮邪致呕，是由于饮停于中，影响气机升降，胃气上逆而致。因而，治病求本，此时呕吐须从痰饮论治。此外，误用汗、下等法可导致虚性呕吐：脉虽有数象乃外来的客热，若误汗伤阳，阳气微弱，膈气亦虚，影响消导饮食而呕吐；脉虽弦实为胃虚生寒，若误下更伤胃气，因而出现脾虚不运、胃虚不纳之“朝食暮吐、暮食朝吐”的胃反。除了误汗、误下可致虚性呕吐外，因血不足、胸中作冷亦可导致呕吐。

2. 辨呕吐病之预后

胃反的临床表现为“朝食暮吐、暮食朝吐”，其脉象浮涩，依脉论证，是脾伤胃弱的虚证，伤不能消化饮食，弱不能受纳，以致朝食暮吐、暮食朝吐。胃反病如果出现紧而涩的脉象，治疗会比较困难，预后不佳，因为紧脉反映肝有余而血不足，即脾土本已不足，加以肝木有余来克脾土，故难治。

【证治特点】

1. 呕吐病治疗总的原则

由于导致呕吐病的原因多样，在治疗时当分清标本缓急、虚实寒热及病势发展，不可见呕止呕。归纳起来，呕吐病的治疗应遵循以下原则。

（1）治病抓其根本：如果有痈脓而出现呕吐的，脓排尽则呕止，若脓不尽止呕，不仅脓不能排出，反生变证，只有脓尽，痈疡平复，呕逆才可自止。这与因饮食停积或停痰积饮的作呕治法上有所不同，应予以区分。

（2）因势利导顺而治之：病人欲呕，说明病势在上，根据《黄帝内经》“高者因而越之”的原则，应采用吐法，促使病邪排出；若误用攻下，会引起病势与下药抗争，不但会伤及正气，也会因下药的作用导致痞结或下利等变证的发生。

2. 呕吐病的辨证论治

（1）常见呕吐的辨证而治：呕吐虽临床常见，但须辨证而治。①中焦停饮：呕吐总属胃气不和，但有寒热之分，如果呕吐没有寒热之偏，却不能进饮食，往往由于中焦停积水饮所致，故宜以消饮降逆为主治，可用小半夏汤、小半夏加茯苓汤、泽泻汤等。②阳虚寒呕：呕吐兼见胸满，是胸中阳气虚，阴邪乘之而成寒呕，宜用吴茱萸汤，散阴降逆，补中益气。如陈无择在《三因极一病证方论》中提到："病者心膈胀满，气逆于胸间，食入即呕，呕尽却快，名曰气呕……宜茱萸人参汤（按即吴茱萸汤）。"③呕而痞结：呕吐兼见肠鸣、心下痞结，这是病邪乘虚陷入心下，气机升降失常，阳上逆而作呕，阴下走而肠鸣。虽三焦皆病，但关键还是在于中焦枢纽，所以治以半夏泻心汤，降阳升阴，补养中气，调和上下阴阳。④阴盛格阳：呕而脉象弱，小便通利，有微热发厥。此为内虚而有寒，呕吐不是火邪所致而是阴寒之气上逆，是阴盛格阳、阴阳离决之势，须急救回阳，方用四逆汤。⑤少阳经热：少阳经有热而呕，多见往来寒热，亦可能出现胸胁苦满、心烦喜呕等少阳之证。治疗须先解少阳之邪，宜用小柴胡汤。⑥浊气不降：主要表现为不进食不呕吐，食入即吐，常兼有阳明浊气滞积，因而用大黄甘草汤泻其积滞。李东垣的导气通幽汤，治疗"幽门不通，噎塞，气不得上下，大便难"，亦是与此同一意义，只是大黄甘草汤药性较急，导气通幽汤药性较缓。⑦胃反虚证：此为"朝食暮吐、暮食朝吐"脾伤胃弱的虚证，尤在泾在《金匮要略心典》中提到："胃脉本下行，虚则反逆。"可用大半夏汤，半夏降逆，人参、白蜜补虚安中。大半夏汤与小半夏汤同能治呕，但意义不同，李东垣认为"辛药生姜之类治呕吐，但治上焦气壅表实之病，若胃虚谷气不行，胸中闭塞而呕者，惟宜益胃推扬谷气而已"，这也是大半夏汤的用意所在。

（2）治疗干呕须分寒热：干呕为呕而无物，寒、热皆可导致，因寒较多。①阴寒上逆：这种干呕的主证是干呕无物、吐涎沫、头痛。此为上焦有寒，阴寒上逆，所以宜用吴茱萸汤散阴寒、益阳气、降逆平呕。②上下俱病：上焦出现干呕，同时下焦出现下利。是胃气上逆、热邪在肠，上下俱病，故宜用黄芩加半夏生姜汤和胃止呕，清热止利。③胃寒干呕：干呕吐逆，并吐涎沫，但这里没有胸满，也没有头痛，所以这种干呕吐涎是胃阳不足、寒湿内聚所致，故宜用温中和阳止呕的半夏干姜散。④厥而干呕：呕并作哕逆，如果手足厥冷的，可以用橘皮汤治疗。这种干呕、哕、手足厥冷是胃不和，气逆于胸膈间，不行于四肢所致，与阳虚厥逆不同，故以橘皮和胃气，生姜散逆气，气行胃和，呕与厥逆自止。

（3）饮气相搏亦可致呕：原文第二十一条"病人胸中似喘不喘，似呕不呕，似哕不哕，彻心中愦愦无奈者，生姜半夏汤主之"，其症状既不像喘，又不像呕，亦不像哕，乃是一种泛泛恶心，整个心中烦闷无可奈何、不可名状的病证，实为寒饮与正气相互搏击于胸中，用生姜半夏汤治疗，以宣散寒饮，舒展气机。生姜半夏汤与小半夏汤药味相同，只是生姜用汁，散结强于降逆，是饮气相搏之正治之法。

（4）呕吐的善后调理：若本有痰饮之邪，呕吐后欲饮水，这是疾病将好转之象，乃阳气渐复，但须稍稍予以之，不可过多，因为呕吐后中气还没有完全恢复，不能运化过多的水，所以呕后思水而饮的，则宜用猪苓散健脾逐水，并防止呕吐复发。

【医案列举】

案 1　患者，男，38 岁。自诉餐后胃胀、嗳气 2 年余。经多处诊治，反复难愈，近半个月来加重，并伴呕吐，纳少，夜间胃脘烧灼、嘈杂，大便干结，3～5 日 1 次。舌淡苔薄白，脉细数。于 4 年前发生过胃穿孔。（陆建武，段永强，牟德海，等，2017.《金匮要略》呕吐病证治浅析及验案举隅［J］. 陕西中医药大学学报，40（1）：83-86.）

思考：

（1）结合本篇内容，本案的中医诊断是什么？

（2）本案的病因病机如何分析？

（3）写出处方及用药分析。

案 2 患者，女，58 岁。胃脘不适，恶心呕吐 1 月余。既往患有低血钾、甲亢、肝损害、慢性胃炎伴胆汁反流等病史。每于食后恶心呕吐，吐出大量白色黏痰，伴反酸、头晕乏力，自感脐上悸动，纳差，大便1～2 日一行，质干，解之费力。舌红，苔薄白，脉弦滑数。（刘思毅，许云姣，袁红霞，2013. 袁红霞运用经方治疗呕吐经验举隅［J］. 山西中医，29（10）：5-6.）

思考：

（1）本案症状描述有何特征？

（2）本案的病因病机是什么？

（3）本案治疗原则是什么？可以考虑的方剂有哪些？

（4）本案中的"脐上悸动"是如何形成的？

案 3 患者，男，48 岁。诊断为右肺非小细胞肺癌，化疗后呕吐。患者于某西医院行多西他赛联合顺铂方案化疗 2 个疗程，第 2 疗程化疗后，患者呕吐明显，每日呕吐 8～10 次，滴米不沾，该院予托烷司琼、多潘立酮、复方消化酶等多种药物治疗，效果甚微，故求治于林教授门诊。刻诊：患者神疲乏力，脸色黄中透青，恶心呕吐，每日 10 次左右，胃脘痞闷，胸胁苦满，口苦口干，纳呆，大便微溏，小便短黄，舌淡红，苔黄白相兼，脉弦细稍数。（陈焯平，林丽珠，陈壮忠，2013. 林丽珠教授治疗癌症化疗后呕吐经验述要［J］. 中医药导报，19（3）：26-27.）

思考：

（1）试谈本案的中医诊断及病机分析。

（2）写出具体处方及用药分析。

（3）分析本案，对后世化疗后呕吐的缓解有何启示？

案 4 患者，女，68 岁。2015 年 10 月 13 日诊。主诉：呕吐 2 日余。患者自述胃部和胸胁疼痛，呕吐，烧心，口干不欲饮，舌红苔黄厚腻，脉弦，每日下午恶心呕吐、胃痛加重，胃镜检查显示反流性食管炎、胆汁反流性胃炎伴糜烂，幽门螺杆菌阳性。（李晨旭，陈玉龙，2018. 刘读文教授运用小半夏汤加减治疗呕吐经验［J］. 光明中医，33（14）：2017-2019.）

思考：

（1）本案属于中医的何种病证？

（2）结合本篇内容，如何进行病机分析？

（3）写出具体处方及用药分析。

案 5 患者，男，64 岁。患者于 2012 年 1 月因胃脘部不适行胃镜提示胃癌，随后在中山大学附属肿瘤医院行食管、胃癌部分切除术，术后情况良好，家属代诉"刚出院在家时能吃能喝"。2012 年 7 月突然出现进食量明显减少，进食后恶心呕吐，在当地医院住院治疗 2 月余（具体用药不详），症状无改善并呈进行性加重。就诊时神志清，精神极差，轮椅推入病房，形体极度消瘦，蒙头盖被默默不欲言语，纳呆，4 日几乎未进食，进食水即吐（胃内容物及涎液），左侧胸部时有疼痛，乏力，双足浮肿，睡眠差，大便 4 日未行，小便可，舌质淡，苔薄白，脉大。入院后给予复方氨基酸、脂肪乳、水溶性维生素针等补充营养，呕吐时给予甲氧氯普胺针肌内注射无效。（郭金华，2017. 中医辨证治疗重症呕吐经验［J］. 中国中医基础医学杂志，23（4）：570-573.）

思考：

（1）本案症状描述有何特征？

（2）本案的病因病机是什么？

（3）谈谈神志观察在癌症患者病情分析中的作用。

（4）该案当如何辨证立法？宜选何方？

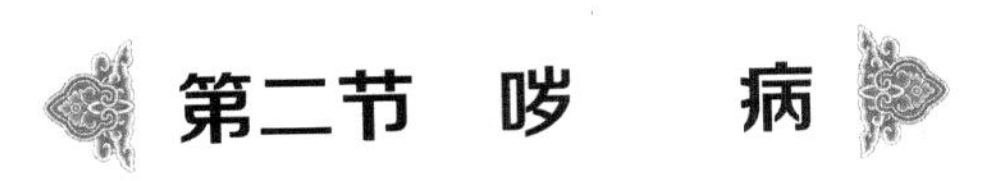

第二节 哕 病

哕病，始载于《黄帝内经》，如《灵枢·口问》中所提到的“谷入于胃，胃气上注于肺，今有故寒气与新谷气，俱还入于胃，新故相乱，真邪相攻，气并相逆，复出于胃，故为哕”。本篇专论哕病，对其进行辨证论治，并提出治哕的原则：因势利导。

哕即呃逆，即胃气上逆动膈，喉间呃声连连，声短而频，难以自制。

【经典回顾】

哕而腹满，视其前后，知何部不利，利之即愈。（七）

干呕、哕，若手足厥者，橘皮汤主之。（二十二）

橘皮汤方：

橘皮四两　生姜半斤

上二味，以水七升，煮取三升，温服一升，下咽即愈。

哕逆者，橘皮竹茹汤主之。（二十三）

橘皮竹茹汤方：

橘皮二升　竹茹二升　大枣三十枚　人参一两　生姜半斤　甘草五两

上六味，以水一斗，煮取三升，温服一升，日三服。

附方

《千金翼》小承气汤：治大便不通，哕数谵语。方见上。

【辨病思路】

1.《黄帝内经》中对哕逆病机的论述

关于哕病的病机《黄帝内经》中论述较为丰富，主要如下：①肾气上逆，如《素问·示从容论》中“于此有人，头痛……怯然少气，哕噫腹满，时惊不嗜卧”；②胃气衰败，如《素问·三部九候论》中“若有七诊之病，其脉候亦败者死矣，必发哕噫”；③心火亢盛，克灼肺金，如《素问·至真要大论》言“少阴之复……少气骨萎，隔肠不便，外围浮肿，哕噫”；④心血亏虚，如《灵枢·邪气脏腑病形》所提“心脉……小甚为善哕”；⑤寒郁胜热，厥气上逆，如《素问·本病论》说“久而成郁，冷来客热，冰雹卒至，民病厥逆而哕”等。

2.《伤寒杂病论》中对哕逆病机的论述

关于哕病的病机《伤寒论》中亦有提及，其中有九条原文对其进行了论述，哕病在病性上有虚实之分：虚者多为胃气衰败、气逆而上；实者常因邪结、胃气不降。本篇更侧重治疗，提出了专方专药。但也涉及病机论述：①误治成哕，黄疸病篇“黄疸病，小便色不变，欲自利，腹满而喘，不可除热，热除必哕”；②二便不利即大便不通、小便不利，大肠不通易而致胃气上逆成哕，小便不利则多责之于气化不行，膀胱乃至于肾病反侮于胃，肺胃之气相互受影响，气机失常；③寒气闭胃，胃气不能达于手足，也不能和降，故致手足厥且哕；④脾胃阴虚有热，亦可导致胃气上逆；⑤寒饮射肺，寒饮与中上焦的正气相互搏结，致胃气上逆而呈呕吐、呃逆，但寒饮与脾胃之气相抗争，胃气难以上逆，故出现似呕不呕、似喘不喘、似哕不哕。

【证治特点】

哕，偶发可不治疗，但呃声持续不断，则应及时治之。尤其是年老久病重病之人出现呃逆，常为病势趋重之先兆，当引起重视。临床治疗需要分清虚实，并因势利导。

1. 哕逆实证的治疗

哕逆而腹满，腹满是实证之象，实则气逆而作哕，故实去则哕止。此外，还应结合其大小便来分别论治：若大便不通，须通大便；小便不利，则利小便。此为实证哕逆的诊治方法。《伤寒活人书》中言："前部不利，猪苓汤；后部不利，调胃承气汤。"丹波氏亦认为"前部不利，五苓散，后部不利宜三承气汤"。以上方证均可为临床治疗实证哕逆提供了参考。

2. 哕逆虚证的治疗

原文第二十二和二十条分别提到哕逆虚证的治疗，但寒热属性有别：胃虚而寒，或热象不显，用橘皮汤，以橘皮、生姜和胃降逆、散寒行气而止哕，如《神农本草经》中所载"橘皮，味辛，温。主胸中瘕热，逆气，利水谷"；若胃虚而热，则在橘皮汤上加用竹茹以除热止哕，人参、甘草、大枣补虚安中。

【医案列举】

案 1　患者，男，49 岁。患者 4 年前出现呃逆，呃声沉缓，伴胃脘痞满，喜温喜按，四肢欠温，无胸痛，无恶心、呕吐，无发热、畏寒，无黑便，无明显消瘦。多次就诊于龙岩市第一医院及我院，诊为慢性胃炎，予药物（具体不详）治疗后症状稍缓解，但易反复发作。刻下：呃逆，呃声沉缓，伴胃脘痞满，喜温喜按，四肢欠温，纳差，寐尚可，二便调，舌淡苔白，脉缓。（章浩军，刘启华，曾萍，2017. 张仲景哕病证治规律初探与临证心得［J］. 中医药通报，16（4）：16-18，26.）

思考：

（1）本案的中医诊断及病机是什么？

（2）结合本篇内容，本案宜选用何法、何方治疗？

（3）谈谈临床寒、热病证的特点都有哪些，结合已学知识进行归纳。

案 2　患者，女，76 岁。患呃逆 20 余年，凡捏压肢体任何一个局部均可出现呃逆，且带酸味，伴流涎，左侧肢体活动不利半个月（2013 年 3 月 11 日突发脑梗死）且肌肤发麻似捆，有时尚有痛觉，靠拐杖行走。血压偏高，二便尚可，脉弦，舌红苔少。（陈国权，2014.《金匮要略》哕病关乎肺论［J］. 国医论坛，29（2）：4-6.）

思考：

（1）本案的中医诊断及病机是什么？

（2）结合本篇内容，本案宜选用何法治疗？

（3）写出处方及用药分析。

案 3　患者，男，81 岁。因"呃逆 1 周余"于 2015 年 3 月 30 日就诊。呃逆不止已 1 周余，每隔 2～3 分钟即气逆上冲，呃声低沉，胸闷脘痞，夜寐不安，胃纳欠馨，大便溏，小便如常。经西药和针灸治疗未效，遂邀中医会诊。有高血压、糖尿病病史。察其形体略胖，神情倦怠且烦，心肺未见异常，脘腹无按压痛，舌质淡，苔薄白腻，脉沉细。（林海燕，陆传夫，2017. 中医辨治顽固性呃逆二则［J］. 浙江中医杂志，52（3）：226.）

思考：

（1）结合医案描述症状，写出中医诊断及病机分析。

（2）本案治疗原则是什么？可以考虑的方剂有哪些？

（3）结合本案特点检索文献，总结呃逆的治法。

案4 患者，男，61岁。患者主因“呃逆2个月，加重伴恶心欲吐1周”入院。入院症见呃逆，恶心欲呕，反酸烧心，口干喜饮，全身乏力，纳眠差，小便正常，大便2～3天1次。其间运用针灸、肌内注射甲氧氯普胺等药物后，症状未见明显缓解。7月1日患者诉前一晚不慎着凉后出现呃逆，呃声响亮，短而频，较前轻，纳差，二便正常。查体：腹平软，无压痛、反跳痛及肌紧张，肝脾肋下未及。肝肾区无叩击痛。双下肢不肿。舌淡红，苔薄黄，脉沉。（张立宏，2017. 马万千运用旋覆代赭汤治疗呃逆病临床经验［J］. 世界中医药，12（1）：120-123.）

思考：

（1）本案的中医诊断及病机是什么？

（2）结合本篇内容，本案宜选用何法、何方治疗？

（3）结合已学知识，总结呃逆的临床常见病证。

案5 患者，女，35岁。呃逆频作月余，经针灸、中药温胃散寒，和胃降逆剂内服，久治罔效。刻下：呃逆连续，声响而促，不能自止。胃脘隐痛，纳谷不香，舌红苔少而干，脉细数。（周华，吉雯，2013. 章文庚老中医辨治脾胃系疑难病证验案举隅［J］. 内蒙古中医药，32（5）：137-138.）

思考：

（1）本案症状描述有何特征？

（2）本案的病因病机是什么？

（3）本案治疗原则是什么？如何开展治疗？

第三节　下　利　病

本篇所论“下利”包括泄泻和痢疾。秦汉至隋唐时期泄、利是不分的，从明清时期开始，“泄泻”与“痢疾”有了明确的区分。关于病名，《黄帝内经》中无“泄泻”之名，而有“泄”“溏”“注下”等称谓，如《素问•举痛论》中“寒气客于小肠，小肠不得成聚，故后泄腹痛矣”。

本篇对下利病进行专论，《伤寒论》中也有论述，涉及条文有80余条。本篇下利相关条文较多、论述丰富，对其脉证、因机、论治及预后都进行了详细阐释。

【经典回顾】

夫六腑气绝于外者，手足寒，上气，脚缩；五脏气绝于内者，利不禁，下甚者，手足不仁。（二十四）

下利脉沉弦者，下重；脉大者，为未止；脉微弱数者，为欲自止，虽发热不死。（二十五）

下利手足厥冷，无脉者，灸之不温。若脉不还，反微喘者，死。少阴负趺阳者，为顺也。（二十六）

下利有微热而渴，脉弱者，今自愈。（二十七）

下利脉数，有微热，汗出，今自愈；设脉紧为未解。（二十八）

下利脉数而渴者，今自愈；设不差，必清脓血，以有热故也。（二十九）

下利脉反弦，发热身汗者，自愈。（三十）

下利气者，当利其小便。（三十一）

下利，寸脉反浮数，尺中自涩者，必清脓血。（三十二）

下利清谷，不可攻其表，汗出必胀满。（三十三）

下利脉沉而迟，其人面少赤，身有微热，下利清谷者，必郁冒，汗出而解，病人必微厥。所以然者，其面戴阳，下虚故也。（三十四）

下利后脉绝，手足厥冷，晬时脉还，手足温者生，脉不还者死。（三十五）

下利腹胀满，身体疼痛者，先温其里，乃攻其表。温里宜四逆汤，攻表宜桂枝汤。（三十六）

四逆汤方：方见上。

桂枝汤方：

桂枝三两（去皮） 芍药三两 甘草二两（炙） 生姜三两 大枣十二枚

上五味，㕮咀，以水七升，微火煮取三升，去滓，适寒温服一升。服已须臾，啜稀粥一升，以助药力，温覆令一时许，遍身漐漐微似有汗者，益佳。不可令如水淋漓。若一服汗出病差，停后服。

下利三部脉皆平，按之心下坚者，急下之，宜大承气汤。（三十七）

下利脉迟而滑者，实也，利未欲止，急下之，宜大承气汤。（三十八）

下利脉反滑者，当有所去，下乃愈，宜大承气汤。（三十九）

下利已差，至其年月日时复发者，以病不尽故也，当下之，宜大承气汤。（四十）

大承气汤方：见痉病中。

下利谵语者，有燥屎也，小承气汤主之。（四十一）

小承气汤方：

大黄四两 厚朴二两（炙）枳实大者三枚（炙）

上三味，以水四升，煮取一升二合，去滓，分温二服，得利则止。

下利便脓血者，桃花汤主之。（四十二）

桃花汤方：

赤石脂一斤（一半剉，一半筛末）干姜一两 粳米一升

上三味，以水七升，煮米令熟，去滓，温服七合，内赤石脂末方寸匕，日三服。若一服愈，余勿服。

热利下重者，白头翁汤主之。（四十三）

白头翁汤方：

白头翁二两 黄连 黄柏 秦皮各三两

上四味，以水七升，煮取二升，去滓，温服一升，不愈更服。

下利后更烦，按之心下濡者，为虚烦也，栀子豉汤主之。（四十四）

栀子豉汤方：

栀子十四枚 香豉四合（绵裹）

上二味，以水四升，先煮栀子，得二升半，内豉，煮取一升半，去滓，分二服，温进一服，得吐则止。

下利清谷，里寒外热，汗出而厥者，通脉四逆汤主之。（四十五）

通脉四逆汤方：

附子大者一枚（生用） 干姜三两（强人可四两） 甘草二两（炙）

上三味，以水三升，煮取一升二合，去滓，分温再服。

下利肺痛，紫参汤主之。（四十六）

紫参汤方：

紫参半斤 甘草三两

上二味，以水五升，先煮紫参，取二升，内甘草，煮取一升半，分温三服。疑非仲景方。

气利，诃梨勒散主之。（四十七）

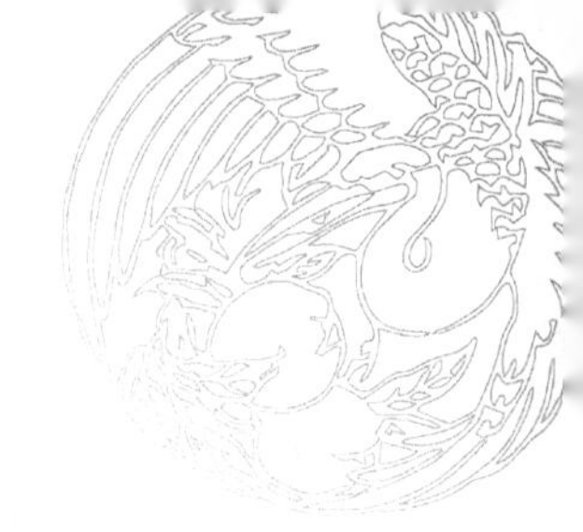

诃梨勒散方：
诃梨勒十枚（煨）
上一味，为散，粥饮和，顿服。疑非仲景方。

【辨病思路】

1. 辨下利之病因病机

本篇在《黄帝内经》认识基础上提出，风、寒、热、湿皆可导致泄泻，具体病因包括误下、感受外邪、宿食、水饮内停及脏腑虚弱等。其中外邪以寒邪、热邪为主，或夹湿邪为患，水饮内停又有留饮、悬饮之不同，脏腑虚弱以脾肾虚为主。

本篇所论以脏腑病机为主，如“五脏气绝于内者，利不禁”等，具体可分为水饮下利、寒热错杂下利、宿食下利、瘀血下利及大肠湿热下利。下利的病机较为复杂，涉及脏腑有脾、胃、肝、胆、肾、大肠等。病性有虚实之分：虚有脾虚、肾虚之别；实有水饮、宿食之不同。此外，病性亦有寒热错杂或者虚实相兼。

2. 辨下利之脉证，识下利之顺逆

泄泻，主要表现为排便次数增多，粪便稀溏，甚至泻出如水样。痢疾以腹痛、里急后重、便下脓血为主症，其痛便后不减。原文第二十四条位于下利条文之首，论述了六腑气绝与五脏气绝：“六腑气绝于外者，手足寒，上气，脚缩；五脏气绝于内者，利不禁，下甚者，手足不仁。”通过脏腑阴阳理论说明下利病情预后，若脏腑之气先绝，下利不禁证是脏气绝于内的征兆，预后不良。

下利病情轻重的判别：①下利若里有邪气，其脉沉弦者，脉沉为寒，弦为气结，此为病邪结于下焦。脉大是邪盛，故见大脉，下利一时不能转好；脉微弱是病邪衰减，正气亦衰，夹见数脉，此为阳气将复，向愈之征。②若下利脉象沉迟，面部微红，身有微热，大便完谷不化，晕眩出汗后略见好转，常暂作厥冷，此为阳虚阴寒内盛的戴阳和下元气虚重证，是病势危急的表现。③若下利后脉绝，手足厥冷，此为阴先衰而后阳亦亡之象，需要观察一昼夜，如脉象还起，手脚转温，就有生机，不然则是无法挽救的死证。④若下利后微热而口渴，脉象弱，是胃阳复而病邪减，即将向愈。⑤若虚寒下利、脉象数、口渴，仍不好转，则是阳气盛复太过，阴寒虽然解除，但热气转而增重，反而会伤及阴分，恐出现便下脓血。⑥若下利后，发微热而汗出，脉象数或弦是正气将复、表气调和的向愈之征。

【证治特点】

泄泻有实热、湿滞、留饮、虚寒、气虚、肾虚湿热瘀滞之分；痢疾亦有湿热、虚寒之别。因此临床施治须辨证准确，不仅如此，还应注意下利的治疗宜忌。

1. 下利治疗原则

（1）里证之下利禁用解表法：下利多为里证，一般以治里为主，如果下利完谷不化，提示里虚气寒，不能使用解表之法，应以温养中土为宜；若是误用解表法，则恐由于汗出而伤及阳气，所谓“阳虚者气不化”，将会出现胀满的症状，所以说下利完谷不化忌用解表之法。

（2）表里同病需双解表里：下利，腹部胀满，兼有身体疼痛，说明表里同病。里有寒所以腹胀满；表有邪，所以身疼痛。对这种下利应该先温里，急者先治，然后解表。里气充足有助于表邪外达。若先解表，则使阳气向外泄，里寒更重，加重病情。这种下利证，当先温里，宜用四逆汤，然后解表，用桂枝汤。

（3）通因通用灵活运用：①里实心下坚：这种下利，脉象是寸关尺三部均平，可见正气不虚弱，

心下按起来感到坚结，说明肠胃有停积在里，应该趁正气未衰之时，急用攻下法以排清积实，用大承气汤。②里实脉迟滑和脉滑：下利出现脉迟滑，是积实之征，参《脉经》上所言："脉滑者，为病食也。"食积是实邪，当下之则利自止，亦用大承气汤攻下。③旧积宿邪：下利消失后，再次复发，往往是余邪未尽，须荡涤里实，铲除病根，亦用大承气汤治疗。

2. 下利的具体证治

（1）胃热下利：阳明实积，胃热燥屎已成，用小承气汤除热通积，再重者可用大承气汤，竣下逐积。

（2）湿热下利：湿热下注，其下利而有下重感，也可能出现里急便血、肛门灼痛等，宜采用白头翁汤清利湿热。

（3）虚寒下利：下利久不愈，便下脓血，形成滑脱，多为虚寒下利，须用涩肠固脱的桃花汤。

（4）下利后虚烦：下利之后，病人感到烦躁，心下濡软，此为利后遗热于胸中所致。这种热邪不从下减而复上动，故而出现烦躁。但这种烦躁并非实热，而是虚热致烦。治宜栀子豉汤。

（5）气利：下利而兼见矢气，称为气利。一般下利，小便多见不利，可用利小便的方法，导湿从膀胱而出，肠道得通，矢气即可消失。如气利所下的气是臭秽异常的，便出物也黏稠，是由于气滞而不通，须采用下法、通利之法。若是矢气不秽臭，所下物不黏稠，则是气陷肠滑，则以固肠涩便为宜，可用诃黎勒散。

【医案列举】

案 1　患者，男，29 岁。腹泻、腹痛、肠鸣 2 周。刻下：大便糊状、色黄，伴少量黏液及脓血，里急后重，肛门自觉有灼热感，夜间肠鸣，纳差，寐可。平素自觉畏寒。舌红苔黄腻，脉沉。有溃疡性结肠炎病史 3 年。长期服用美沙拉秦缓释颗粒治疗。本次因为饮酒及进食辛辣刺激食物后加重。肠镜检查：溃疡性结肠，直肠、乙状结肠充血水肿，血管网模糊，有散在溃疡。（屈杰，孔文霞，李培，2018. 李培治疗溃疡性结肠炎学术经验总结［J］. 辽宁中医杂志，45（9）：1821-1824.）

思考：

（1）本案症状描述有何特征？

（2）本案的病因病机是什么？

（3）本案治疗原则是什么？如何遣方用药？

案 2　患者，男，52 岁。1 周前始腹痛以脐周为主，里急后重，泻下赤白脓团，日行 10 余次，在家曾用各种抗生素并输液，效果不佳。刻诊：面色㿠白，精神极差，语声低微，形体消瘦，皮肤弹性差，两目下陷，脐周及左下腹部压痛，腹鸣音活跃，舌淡苔白厚少津，脉沉无力。（鱼敬堂，1995. 桃花汤合补中益气汤治疗痢疾［J］. 四川中医，（5）：29.）

思考：

（1）本案的中医诊断是什么？

（2）结合本篇内容，如何进行病机分析？

（3）写出你认为适合的处方并加以分析。

案 3　患者，男，26 岁。就诊时形体消瘦，腹泻甚，每日四至五行，便带黏液，伴腹痛腹胀，肛门灼热坠胀，小便频数，淋沥不尽，皮肤瘙痒，伴皮疹，纳眠差，精神较差，泛酸，乏力，腰酸，口腔溃疡，舌体胖大色红，苔白腻，脉滑数。（凌发样，杜雪萌，华浩明，2016. 李飞治疗克罗恩病经验［J］. 中国中医基础医学杂志，22（9）：1266-1267.）

思考：

（1）本案的中医诊断及病机如何分析？

（2）结合本篇内容，宜选何法、何方进行治疗？

案 4 患者，男，55 岁。患者于 2014 年 11 月 20 日于肿瘤医院行直肠癌根治术，术后病理提示：直肠中分化腺癌。PET：浆膜层侵犯，盆腔肠系膜多发淋巴结转移可能。后于 2014 年 12 月 17 日于肿瘤医院化疗，方案：奥沙利铂+希罗达，共 5 次。末次时间 2015 年 6 月 15 日。初诊：乏力，大便不调，时秘时泻，色黄夹有白色黏冻，纳寐皆可，舌红胖大边有齿痕，苔黄腻，脉沉。查体：中下腹见约 5cm 术疤，愈合可；腹软、无压痛和反跳痛，未及明显包块。肝脾肋下未及，移动浊音（-），锁骨上、腹股沟淋巴结未及肿大。（梅命珠，柴妮，杨琼，等，2016. 朱惠蓉“以通为用”论治大肠癌经验浅谈［J］. 上海中医药杂志，50（10）：29-31.）

思考：

（1）本案症状描述有何特征，中医诊断是什么？

（2）本案的病因病机是什么？

（3）结合本篇内容，本案宜选用何法、何方治疗？

案 5 患者，男，44 岁。腹泻数年，一日可行七八次，粪质清稀，常于凌晨四五点腹痛，泄后痛减，常感乏力，情绪易怒，小腿酸痛，舌淡红，苔薄白，脉弦。（罗金丽，吴深涛，2018. 吴深涛运用通因通用法治疗泄泻验案二则［J］. 浙江中医杂志，53（8）：609.）

思考：

（1）本案的中医诊断是什么？

（2）本案的病因病机是什么？

（3）本案治疗原则是什么？如何进行治疗？

案 6 患者，女，63 岁。主诉：腹痛腹胀月余，加重伴腹泻 7 天。现病史：40 岁时因子宫肌瘤行子宫切除术，43 岁时又因粘连性肠梗阻行粘连松解术 1 次，术后 20 年来经常腹痛不适。50 天前因右膝关节增生又置换人工关节，此次因术后着急饮食冷物腹痛腹泻加重，又感尿频、尿急，自服三金片、健脾丸 7 天不效。刻诊：神疲倦怠，消瘦憔悴，面颊微红血丝隐现，手足不温，舌淡，苔滑腻，口舌干燥，纳呆恶心欲吐，全腹胀满痛，小腹坠胀压痛尤甚，大便溏稀，每日 6～7 次，泄后腹痛不减。伴尿频、尿急，腰痛，右腿麻木，每因腹痛即麻痛加剧。脉右弦大，左滑数。既往患腰椎间盘脱出、椎管狭窄症。体格检查：体温 36.6℃，呼吸 20 次/分，脉搏 87 次/分，血压 150/85mmHg 形体消瘦，痛苦面容，胸部心肺未见异常，腹部胀满，按之疼痛，腹部听诊有气过水声。腰痛，脊柱四肢无畸形，右腿麻木、时有抽痛，肌力 5 级，双巴宾斯基征（+）。X 线片示：腹部多发小液气平，提示肠梗阻。腰椎 MRI 示：腰椎间盘脱出，椎管狭窄。（王献敬，金广辉，2018. 金广辉应用仲景通因通用法治疗肠梗阻腹泻验案［J］. 内蒙古中医药，37（1）：32.）

思考：

（1）本案的中医诊断及病机是什么？

（2）结合本篇内容，本案宜选用何法、何方治疗？

（3）谈谈你对“通因通用”治法的理解，试举例说明。

疮痈肠痈浸淫病脉证并治第十八

论一首　脉证三条　方五首

本篇所讲的疮痈、肠痈、浸淫病等，多数属于外科病证范畴。内容涉及痈肿的诊断、肠痈的诊治，以及创伤和浸淫病的诊断、治疗及其预后等。

全篇内容虽较少，但对某些化脓性疾病提出了大体的诊断方法，特别是治疗肠痈论及的大黄牡丹汤、薏苡附子败酱散等为后世医家临床常用之方。

第一节　肠　痈　病

“肠痈”最早见于《黄帝内经》，如《素问·厥论》中提到“少阳厥逆，机关不利，机关不利者腰不可以行，项不可以顾，发肠痈不可治，惊者死”。

肠痈是发于内脏的疮痈之一，多为热毒内聚、营血瘀结于肠中，血瘀热聚肉腐成脓所致，以右侧少腹肿胀痞满疼痛为主症，泛指发生于肠部的化脓性炎症性病变，西医阑尾炎可参考本病进行临床论治。

【经典回顾】

诸浮数脉，应当发热，而反洒淅恶寒，若有痛处，当发其痈。（一）

师曰：诸痈肿，欲知有脓无脓，以手掩肿上，热者为有脓，不热者为无脓。（二）

肠痈之为病，其身甲错，腹皮急，按之濡，如肿状，腹无积聚，身无热，脉数，此为肠内有痈脓，薏苡附子败酱散主之。（三）

薏苡附子败酱散方：

薏苡仁十分　附子二分　败酱五分

上三味，杵为末，取方寸匕，以水二升，煎减半，顿服，小便当下。

肠痈者，小腹肿痞，按之即痛如淋，小便自调，时时发热，自汗出，复恶寒。其脉迟紧者，脓未成，可下之，当有血。脉洪数者，脓已成，不可下也。大黄牡丹汤主之。（四）

大黄牡丹汤方：

大黄四两　牡丹一两　桃仁五十个　瓜子半斤　芒硝三合

上五味，以水六升，煮取一升，去滓，内芒硝，再煎沸，顿服之，有脓当下；如无脓，当下血。

【辨病思路】

1. 肠痈的病因病机

在《黄帝内经》对肠痈病因病机“少阳逆，机关不利，机关不利者，腰不可以行，项不可以顾，发肠痈不可治，惊者死”的认识上，本篇进一步对其展开论述。认为肠痈多由于饮食不节、寒温不适、忧思抑郁、暴急奔走或跌仆损伤等原因引起肠道功能失调，传化不利，糟粕积滞，湿热内生，湿热与肠腑气血壅遏，酿而成痈。

2. 总辨疮痈之脉证

（1）疮痈欲发：疮痈即痈肿，欲发之征兆为脉浮数，不发热，但有洒淅恶寒，局部疼痛等。疮痈欲发之象虽有类似外感脉证，但不发热，且有固定痛处，有别于外感病的“一身尽疼”。其脉浮数是营卫不和，气血壅滞所致。

（2）疮痈辨脓：判断疮痈是否成脓，可采用触诊将用手掩其肿上：若肿处发热，提示有脓；若肿处无热，提示无脓。其依据可参考《黄帝内经》“营卫稽留于经脉之中，则血泣而不行，不行则卫气从之而不通，壅遏而不得行，故热；大热不止，热胜则肉腐，肉腐则为脓”，对此程林认为“故知热聚者则作脓，热未聚者，但肿而未作脓也，皆以手掩知之”。

3. 辨疮痈之脉证

肠痈即肠内痈脓，气血郁滞于腹，故腹皮拘紧，若邪毒已化为脓，则按之濡软如肿状，不发热，脉象数，此时需要与积聚区分。肠痈的另一种症状是少腹部肿胀而痞硬，按之疼痛如淋，但小便正常，常常发热、自汗、恶寒，脉象迟紧或洪数。

上述两种肠痈的症状说明病不在膀胱而是在肠间，依据《黄帝内经》“有所结，气归之”的理论，提示其为内既有痈，且营瘀于内而不卫外所致。二者区别在于前者多是肠痈脓溃后，按腹部软而似肿；后者多见于脓未溃散，故少腹痞硬，时时发热。

【证治特点】

肠痈总的治则是脓未成的可下，脓已成的不可下。故具体证治主要根据脓成与否进行。

1. 脓未成宜理气活血，逐瘀清热

如原文第四条所论，若出现小腹肿痞，小便自调，时时发热，自汗出，复恶寒，脉迟紧，为正邪相争、营卫瘀滞之脓未成时，可用大黄牡丹汤治疗。方中大黄、芒硝荡涤实热，宣通瘀滞；牡丹皮、桃仁凉血逐瘀；冬瓜仁清润、排脓散痈，共奏泻热解毒、消痈排脓、攻下逐瘀之功。

2. 脓已成宜破结排脓，清热解毒

若脓已成，则考虑使用薏苡附子败酱散。其主要表现为患病日久，毒邪由气分转入血分，血瘀于内营燥于外，皮肤失于濡养之肌肤甲错；热毒化脓，病变局限，全身无热，但阳气不足，正不胜邪，脉数而无力。治疗上，在破结排脓，清热解毒基础上，少佐附子行郁滞之气，且附子性温热可避免过用寒药而使邪冰伏于内，因此本方具有“用寒远寒”之意。

3. 临床应用须灵活加减

本篇论述肠痈的证治方法，临床时亦需要进行适当加减。如薛立斋曾说：“脉迟紧者，未有脓也，宜牡丹汤下之……脉洪数者，已有脓也，用薏苡汤排之；小腹疼痛，小便不利，脓壅滞也，用牡丹皮散主之；气血虚者，宜八珍汤加黄芪、肉桂、丹皮、北五味敛而补之。”薛氏所言提示医者在用大黄牡丹汤治疗肠痈时，应结合大便的情况来决定其用药：如果大便正常，芒硝、大黄不宜重用，而应该在本方中酌加败酱草、归、芍等血药比较适宜。

关于薏苡附子败酱散的应用，大多《金匮要略》注家认为本方治疗肠痈脓已成者，实际上不论脓成与否，皆可用之，唯以患者素体阳虚、面色萎黄、神疲畏寒、舌淡苔白为辨证要点。

【医案列举】

案 1　患者，男，22 岁。1967 年 8 月就诊。发病 2 天，初起恶寒，右少腹近腹股沟部发热疼痛，按之则痛甚，右腿不能伸直，大便燥结。舌苔黄厚，脉数。（李今庸，2016. 经典理论指导下的临床治验（十三）——辨治肺痈、肠痈验案[J]. 中医药通报，15（4）：6-7.）

思考：

（1）结合本篇内容，本案可以按照何种病证进行论治？

（2）本案宜选何法、何方进行治疗？简要阐述理由。

案 2 患者，男，21 岁。主诉：右下腹胀痛，伴腹泻 3 天。6 年前确诊为克罗恩病，并行结肠手术。术后恢复良好，可正常工作。3 天前因工作劳累，而出现睡眠不佳，食欲减退，并突感右下腹疼痛胀满，每于就餐前后加重。大便稀溏，色深如酱，夹有黏液，日行 2～3 次，排便时伴下坠感。其间亦有类似反复，医生嘱服泼尼松，以缓解症状。此次自服泼尼松后，症状改善不明显，遂来就诊。刻下：右下腹局部有术痕，无红肿高起，按之濡软，重按痛甚。面色萎黄，形体消瘦，易疲劳、汗出，唇口干燥，舌质暗，边尖红，苔薄黄，脉沉细无力。（李东明，闫川慧，2006. 薏苡附子败酱散治验二则[J]. 山东中医杂志，25（7）：494-495.）

思考：

（1）本案的中医诊断是什么？

（2）本案的病因病机是什么？

（3）本案治疗原则是什么？如何遣方用药？

案 3 患者，男，57 岁。主因“反复发作脓肿伴发热 30 余年”收住院。1 个月前患者自感剑突下、腹股沟肿物进行性增大伴压痛，且伴高热，行腹股沟脓肿穿刺术后发热症状好转，为进一步诊治收住院。入院诊断：肝多发脓肿，腹股沟脓肿。跟师查房初诊时，患者低热，口干口渴，消瘦，剑突下包块如拳头且肿硬不消，活动度欠佳，伴压痛，双下肢皮肤黏膜可见散在白色斑块。双侧腹股沟可触及蚕豆大小肿大淋巴结。纳好便调，面色淡黄少泽，舌胖，色如牛肉，光而无苔，脉滑。腹部 B 超示肝内多发低回声团，最大 8.1cm×4.7cm（右肝），7.1cm×3.7cm（左肝），包块边界欠清。（白杰，2010.张淑文教授应用经方大黄牡丹皮汤经验[J].临床和实验医学杂志，9（12）：951-952.）

思考：

（1）本案的中医诊断及病机是什么？

（2）本案宜选用何法、何方治疗？

（3）谈谈临床上发热的病证都有哪些？

案 4 患者，女，34 岁，反复右下腹疼痛病史 4 年余，此次因与他人发生口角后，不思饮食，出现右下腹疼痛，呈间歇性，遂到我院普外科就诊，查体：36.7℃，全腹软，麦氏点压痛阳性。辅助检查：血常规无明显异常，下腹部彩超示：阑尾稍增粗，余未见异常。症见右下腹闷痛不适，胸闷嗳气，恶心欲呕，饮食欠佳，大便难排，小便黄，苔薄黄有瘀点，脉弦紧。（孔志鹏，2017.魏开建教授运用大黄牡丹汤加减治疗慢性阑尾炎临床经验[J].亚太传统医药，13（16）：83-84.）

思考：

（1）本案的中医诊断是什么？

（2）本案的病因病机是什么？

（3）本案当如何辨证立法？宜选何方？

案 5 患者，女，39 岁。患者末次月经日期为 2015 年 12 月 21 日。自诉 2015 年 12 月 29 日无明显诱因出现小腹痛，呈持续性绞痛，伴右侧腰痛，并呕吐 3 次胃内容物，于当地医院就诊，查 B 超示：子宫前位，肌层回声欠均匀，内见数个低回声光团，较大者 22mm×20mm，右侧卵巢内见两个大小分别 45mm×40mm×39mm、24mm×25mm×22mm 的囊性暗区，边界欠清，内部透声欠佳，内见絮状回声，周边见半环状血流信号，子宫直肠窝内见范围约 52mm×19mm 液暗区。急查血常规示：白细胞计数 16.4×10^9/L，中性粒细胞百分比 86.3%。查体：下腹部疼痛，轻微反跳痛。遂住院治疗，其间查白细胞计数 20.7×10⁹/L，中性粒细胞百分比 88.8%，妇科 B 超示：子宫肌瘤，右卵巢内见数个囊性及混合性包块，性质待定，盆腔积液（血性？脓性？）。建议手术治疗，患者拒绝，要求药物治疗。10 天后小腹痛缓解出院。出院时 B 超示：子宫肌瘤，右附件多个囊性包块，性质待定。5 天后又出现小腹坠胀痛伴低烧。遂于我科就诊。刻下症见：小腹坠胀痛，腰酸胀，右少腹压痛明显，体温 37.5℃，述近期易疲劳，纳稍差，寐安，大便偏稀，小便平。舌质淡暗，苔黄腻，脉细滑。B 超示：右附件部多发囊性包块，右附件混合性包块。查白细胞计数 11.6×10⁹/L，中性粒细胞百分比 71.5%。既往史：2012 年行腹腔镜下左卵巢巧克力囊肿剥离术。（钟石秀，吴向武，付志红，2016. 经方治疗盆腔脓肿验案 1 则[J]. 江西中医药，47（7）：59-60.）

思考：

（1）结合原文，分析该病属于何种病证？

（2）结合本篇内容，如何进行病因病机分析？

（3）写出具体处方及用药分析。

第二节 金 疮 病

金疮是指金、石等锐器所伤导致的疾病，因外伤引起的血肿、骨折、外伤性骨疽亦可归属在此范围内，其临床辨治亦可参考本篇内容。

【经典回顾】

问曰：寸口脉浮微而涩，法当亡血，若汗出，设不汗者云何？答曰：若身有疮，被刀斧所伤，亡血故也。（五）

病金疮，王不留行散主之。（六）

王不留行散方：

王不留行十分（八月八日采）　蒴藋细叶十分（七月七日采）　桑东南根白皮十分（三月三日采）甘草十八分　川椒三分（除目及闭口，去汗）　黄芩二分　干姜二分　厚朴二分　芍药二分

上九味，桑根皮以上三味烧灰存性，勿令灰过；各别杵筛，合治之为散，服方寸匕。小疮即粉之，大疮但服之，产后亦可服。如风寒，桑东根勿取之。前三物皆阴干百日。

排脓散方：

枳实十六枚　芍药六分　桔梗二分

上三味，杵为散，取鸡子黄一枚，以药散与鸡黄相等，揉和令相得，饮和服之，日一服。

排脓汤方：

甘草二两　桔梗三两　生姜一两　大枣十枚

上四味，以水三升，煮取一升，温服五合，日再服。

【辨病思路】

所谓金疮，实则是“金创”，是指被金属刀刃伤及皮肉筋骨的外伤证。一般金疮病人脉象是浮微而涩的，多因受伤后亡血失津过多所致；同时金疮病人也很少有汗，这是因为血汗同源均属体内阴津，《黄帝内经》中有论“夺血者无汗，夺汗者无血”，即是如此。

【证治特点】

1. 亡血伤津，气血瘀滞之金疮证治

根据金疮亡血伤津特点，可用王不留行散行气血、和阴阳，令脾胃机能旺盛以生肌、长肉、敛疮。临床上，可根据创面大小分别采用内服、外敷等法：金疮面积大、病情严重的可用本散内服，轻浅的可以局部外敷。

方中以王不留行为主药，专走血分，止血定痛，可除风散痹，为血分病之良药，也可用于产妇瘀血等证。但王不留行散在《千金方》《外台秘要》等书上没有记载，因此后世医家怀疑是否为原著之方。

2. 气郁血滞，瘀腐成脓之金疮证治

脓成未溃，且偏于气郁者，可选用排脓散进行治疗。本方由枳实、芍药和桔梗组成，使用时加等量鸡蛋黄调和后，和水服用。其中，枳实破气化痰，散积消痞，除热行滞，其用量最多，为君药；芍药养阴和血；桔梗苦辛平，辛散苦泄，祛痰排脓；鸡子黄为阴中之精，血肉有情之品，诸药合用共奏扶正祛邪、排脓化毒、养阴血之功。

近代医学家认为本方最适宜于疮疡痈肿排脓解毒之用，特别是下部痈脓病。也有学者称此方为“排痰汤”，临床常用于治疗以痰黏稠难咳者，效果颇良。

3. 营卫失和，痰脓欲出之金疮证治

金疮的发生易导致气血失和，进一步可引发营卫失和之证。此时可用排脓汤治疗，以排脓解毒、行气血、和营卫。本方实为桔梗汤加生姜、大枣而成，桔梗汤主治肺痈“咳而胸满，振寒，脉数，咽干不渴，时出浊唾腥臭，久久吐脓如米粥者”。汤本求真曾指出：“内痈者，即体内化脓性疾患。可以不问脓之从呕而出， 或从咳嗽而出，或从二便而出，悉皆用本方为佳。”还有医家提出本方更适用于咽喉部痈证，也可治内痈，促脓从呕而出。

临床其他相关病证亦可采用本方，结合具体表现进行加减。

【医案列举】

案 1 患者，女，53 岁。半年前因颈椎增生而行手术，术后颈部有一小创口至今未愈合，多次局部用药及服药，效果不佳。诊见：伤口处有渗出物，颜色暗红，时流黄水，局部疼痛，夜间加重，舌苔正常，脉细。（王成宝，2007.王不留行散临床应用举隅[J].新中医，39（5）：72.）

思考：

（1）本案症状描述有何特征，归属于何种病证？

（2）本案的病因病机是什么？

（3）本案治疗原则是什么，如何选方用药？

案 2 患者，女，25 岁。患者剖腹产后 20 天，腹壁伤口溃烂流脓液，疮久不敛，倦怠乏力，知饥不食，头晕汗多，乳汁缺少，恶露量少，色暗，小腹痛，舌苔薄黄而腻，舌质淡嫩，脉细弱。（戴冬生，1997.王不留行散临床新用[J].河南中医，17（1）：13-14.）

思考：

（1）结合本篇内容，该病属于何种病证？

（2）该病的病因病机是什么？

（3）写出具体处方及用药分析。

案 3 患者，男，6 岁。2 月 16 日右脚内踝下方被自行车后轮挤伤，伤口长约 6cm，出血不止，即就近去某医院缝合包扎，1周后换药，见其线结开，创口开裂溃烂，肌内注射青霉素，内服五味消毒饮、内托生肌散、三七片、复方磺胺甲噁唑，外用磺胺膏等治疗3周余，创口如故，且溃烂益深。刻诊：局部青紫浸肿，创口开裂，脓血外渗，踝关节强直，舌质色淡略暗，脉弦细而涩。（王恒照，1989.王不留行散加味治创口不合[J].四川中医，（10）：42.）

思考：

（1）本案的中医诊断及病机是什么？

（2）结合本篇内容，本案宜选用何法治疗？

（3）写出你认为适合的处方及用药。

案4 患者，女，33岁。小腹疼痛10余天，伴带下增多，色白，有异味，阴痒，二便正常，纳差，咳嗽，平时月经正常，经前小腹及腰胀。生育史：1-0-3-1。舌淡红，苔薄白，脉细。妇科检查：外阴无殊，阴道通畅，子宫颈光滑，宫体后位，大小正常，活动，质地中等，压痛，两侧附件压痛。（马大正，2006.经方治疗妇科杂病验案5则[J].河南中医，26（4）：14-16.）

思考：

（1）本案的病因病机是什么？

（2）结合本篇内容，宜选何法、何方为主治疗？

（3）谈谈本篇“疮痈”相关论治对后世医学的启发。

案5 患者，女，53岁。因左下肢小腿外侧肿胀、疼痛、破溃流脓10余年，曾多方求治，病情未见明显好转，来诊见左下肢小腿部肿胀、疼痛，疮口脓水淋漓清稀，皮色紫暗，伴肢体倦怠，少气乏力，面色不华，舌质淡胖苔薄白，脉沉细。左下肢膝关节以下，踝关节以上部位肿胀，皮色紫暗，疮口面6cm×4cm大小，脓液清稀，X线片示：左下肢胫腓骨未见骨折征象。（江家华，邓庆华，2003.加味排脓汤治疗臁疮11例疗效观察[J].云南中医中药杂志，24（5）：43.）

思考：

（1）本案的中医诊断及病机是什么？

（2）结合本篇内容，本案宜选用何法治疗？

（3）写出处方及用药分析。

第三节 浸淫疮病

“浸淫”引申为浸染、濡染。浸淫疮，是一种瘙痒性湿疮，因该病发生常群集或密集成片，呈泛发性，故称之为浸淫疮。“浸淫”的病证描述最早出现在《黄帝内经》，如《素问・玉机真脏论》提到“太过则令人身热而肤痛，为浸淫”。本篇所论之浸淫疮，亦有提示其浸淫全身之意，现多以本篇之论应用于湿疹的治疗。

【经典回顾】

浸淫疮，从口流向四肢者，可治；从四肢流来入口者，不可治。（七）

浸淫疮，黄连粉主之。方未见。（八）

【辨病思路】

1. 浸淫疮的病机及表现

浸淫疮是一种由湿热所致的黄水疮，由身上一处蔓延转移至身上他处，相当于急性泛发性湿疹。其病因多因风、湿、热客于肌肤而成。《诸病源候论》中提到“粟疮作痒，属心火内郁，外感风邪”，从内外两个方面来分析病因：内有心火、脾湿，再外感风湿热邪，湿热相搏，浸淫肌肤而发病。现代研究，有学者将其病因总结为四方面：湿热浸淫、脾虚湿蕴、血虚风燥、胎火湿热。

该病初起形如粟米，瘙痒剧烈，搔破流黄水，浸淫成片，常伴见大便秘结、尿赤、舌淡红苔黄腻或厚腻，脉弦数等。《备急千金要方》描述此病时提到“浸淫疮者，浅搔之蔓延长不止，搔痒者，初如疥，搔之转生汁相连是也”。且有“疮表里相当，名浸淫疮”的说法，所以，这种疮是有瘙痒和表里相牵连转移特性的。

2. 浸淫疮的发病趋势

有关浸淫疮的临床预后第一篇中亦有提及：“从口流向四肢者可治，从四肢流来入口者不可治”。这是通过病证发展趋势来判断疾病预后，即疮疡一类的病，毒从外出是顺，毒向内攻则逆。

浸淫疮，发病初期多因风湿热蕴结于内，风善行而数变，故发病迅速，进展快；热为阳邪，皮疹多为红斑、红疹，发热；湿热搏结，可见潮红肿胀、水疱、糜烂、渗液、瘙痒等表现。湿性重浊黏滞，使本病缠绵难愈，易反复发作。

若日久不愈，湿热久滞，或长期渗水失液，易导致肌肤失养，而呈现肥厚皲裂，干燥脱屑，而转为血虚风燥之证。

【证治特点】

本篇论治浸淫疮，原文仅提到“黄连粉主之”，但未见黄连粉的组成。后世医家认为这种湿热的浸淫疮，借助黄连的苦寒，可能达到燥湿降热的目的，可将黄连水煎内服，亦可将其制粉直接敷于患处。

近年来，随着对湿疹相关疾病的重视，有现代医家对湿疹的证治规律进行了总结，得出湿疹治疗首先以解痒为急，针对不同的病证类型其内治之法可分为清热利湿、解毒止痒，补中健脾、利湿止痒，滋阴养血、祛风止痒，清热解毒、除湿止痒四大方面。因其发病病位表浅，可结合外治药物直达病所，外治法形式多样有汤液熏洗、散膏擦敷、针灸治疗等。内外合治，可以对浸淫疮相关疾病起到很好的治疗效果。

【医案列举】

案 1　患者，男，60 岁。1 个月前发现患者左踝骨下有一约 4cm×5cm 大的皮疹块，初期疹形细小，稀疏均匀，色淡红，有瘙痒感。先后用复方新霉素软膏和黑豆油膏外擦，未见其效，反引患部溃烂流血水，周身关节酸楚，四肢、胸、臂、面部、头部出现许多暗红色斑片，自觉烧灼，奇痒疼痛难忍。刻下：患者高烧，神志微有昏迷，呈急性病容。望其左踝上方及小腿部有如洗肉水样的黏液渗出，奇臭难闻，全身及头部暗红色斑片遍布。斑片表面有灰白色的鳞屑覆着，用手扪之鳞屑脱落，舌质红赤且干，苔少，脉浮而洪数。（常永辉，2010. 验方治愈“浸淫疮”[J]. 科技信息，（18）：762.）

思考：

（1）本案症状描述有何特征？

（2）本案的病因病机是什么？

（3）结合本篇内容，本案宜选用何法、何方治疗？

案 2　患者，男，9 个月。患儿家长述：最初患儿下颌皮肤散在小丘疹，在某医院诊断为湿疹，经治疗后皮疹未退，且逐渐增多，融合成片。此后辗转数家医院，病未好转，皮损日渐加重，病已月余。症见：颌下皮肤丘疹成片，潮红糜烂，口涎外溢，情绪烦躁，睡眠不安，尿黄，舌质红，苔黄微腻，指纹紫滞。（宋建蓉，童渝眉，刘维益，等，2013. 刁本恕主任医师中医内外合治浸淫疮案临床经验[J]. 新疆中医药，31（6）：41-43.）

思考：

（1）本案的中医诊断是什么？

（2）结合本篇内容，病机分析如何？

（3）写出具体处方及用药分析。

案3 患者，女，75岁。自述皮疹反复发作3年，加重1个月。症见全身皮肤散在皮疹且瘙痒，右下肢近脚踝处可见大小约15cm×7cm皮损，呈苔藓样变，周围散在小丘疹，伴渗出，旁可见一大小约2cm×3cm皮损，左侧胸前、双上肢、下肢均可见散在红色小丘疹，伴少量渗出、鳞屑，口干、身困乏力，舌质红，苔薄黄，脉细。（王雪梅，周世印，2015.周世印治疗湿疹经验[J].中国中医基础医学杂志，21（5）：623，626.）

思考：

（1）本案的中医诊断及病机是什么？

（2）结合本篇内容，宜选何法为主治疗？

（3）写出具体处方及用药分析。

案4 患者，男，27岁。患者因全身起疹伴瘙痒，先后在宜昌、武汉就诊，口服氯雷他定、西替利嗪等抗过敏药，外用曲安奈德益康唑、卤米松等激素类药物，病情时好时坏，反复发作。诊见：全身散在分布暗红斑、丘疹，瘙痒明显，伴抓痕、血痂，未见糜烂、渗出；夜寐差，耳鸣，怕冷，冬季四肢不温；舌淡有齿痕，苔白，脉沉。（董育强，黄祥武，2014.黄祥武运用温法治疗皮肤病验案3则[J].上海中医药杂志，48（8）：18-19.）

思考：

（1）本案的中医诊断及病机是什么？

（2）结合本篇内容，本案宜选用何法治疗？

（3）写出处方及用药分析。

案5 患者，女，46岁。因“反复四肢、躯干红斑丘疹伴痒3年，加重2个月”于2010年6月就诊。此患3年前无明显诱因出现腰部、双下肢红斑丘疹，皮疹渐及上肢，当地医院诊为湿疹，予以西药外用（具体不详），病情改善不明显。遂就诊于省中医院，予以中西药对症治疗，病情较前缓解，但常有反复，近2个月加重，遂来诊。现症：全身红斑丘疹，瘙痒口干，大便干，小便黄，舌红苔薄黄，脉弦。专科检查：双上肢、双下肢红斑丘疹，红斑上见少量水疱渗液，抓痕，皮疹对称，以伸侧为重；躯干以红斑丘疹为主。既往无过敏史。（吴红洁，2012.总结王雪华教授中医治疗湿疹的经验[J].中国美容医学，21（10）：245.）

思考：

（1）本案的中医诊断是什么？

（2）本案的病因病机是什么？

（3）本案治法是什么？如何遣方用药？

案6 患者，男，39岁。患者自述2天前，臂内侧靠近肘部及两胫前不明原因出现较密集的点状红斑和淡红色粟粒样丘疹，伴发瘙痒，搔抓后红斑、丘疹很快出现米粒至绿豆大小水疱，且糜烂、渗出、瘙痒加剧。症见双侧前臂内侧及两胫前对称性出现点、片状红斑和粟粒样丘疹，部分有少量水疱，如米粒到绿豆大小，轻度糜烂、渗出、痒甚，大便干，舌稍红，苔腻微黄，脉弦滑。（史月君，李波，宋顺鹏，等，2011.经典方在皮肤科应用举隅[J].中国中医基础医学杂志，17(1)：115-116.）

思考：

（1）本案症状描述有何特征？

（2）本案的中医诊断及病机是什么？

（3）结合本篇内容，宜选何法、何方进行治疗？

趺蹶手指臂肿转筋阴狐疝蛔虫病脉证治第十九

论一首　脉证一条　方四首

本篇论述趺蹶病、手指臂肿病、转筋病、阴狐疝气病、蛔虫病共五种病证，由于这五种病证性质各异，既不便于归类，又不能各自成篇，故在论述内科杂病、外科病之后，合为一篇论述。其中趺蹶病无具体治疗方药，故选取手指臂肿病、转筋病、阴狐疝气病和蛔虫病进行介绍。

第一节　手指臂肿病

手指臂肿是指病人手指、手臂不仅肿胀而且颤动，还可以兼有身体某一不定部位的肌肉可能出现不自主的轻微跳动现象的一种病证。

【经典回顾】

病人常以手指臂肿动，此人身体瞤瞤者，藜芦甘草汤主之。（二）

藜芦甘草汤方未见。

【辨病思路】

1. 辨手指臂肿的病因病机

早在《素问·阴阳应象大论》中就有“风胜则动，湿胜则肿”的相应描述；后世医家陈无择亦指出“痰涎留在胸膈上下，变生诸病，手足项背牵引钓痛，走易不定者是也”。因此，以药测证，本证的病机可以考虑湿聚为痰，风痰流窜于手三阳（从手走头）和手三阴（从胸走手）之经脉，则手指臂肿动；痰涎停滞于胸膈，则可导致身体无意识地轻微跳动。

2. 辨手指臂肿的临床表现

手指臂肿现代多见于风湿类疾病，表现为关节肿痛、活动不利。若兼有瘀血阻滞，则多伴有关节肿痛不可屈伸；若兼有寒湿痛痹，则多伴有关节不肿而冷痛；若痰湿流注，则关节肿明显而不甚痛；若风痰流窜，则关节肿动显著而不痛。

【证治特点】

手指臂肿是一种手指臂部关节肿胀，并作震颤，全身肌肉也可发生抽动的病证。藜芦甘草汤方未见，但仅从藜芦、甘草两药的功效推测，藜芦辛寒有毒，能涌吐胸膈间风痰，甘草和胃，既能取吐又能解藜芦之毒，涌吐邪去，则诸症自愈。藜芦畏葱白，若服藜芦吐不止，饮以葱白汤即解，亦不可不知。后世的导痰汤、指迷茯苓丸均可谓由此化裁而来。临床上治疗类风湿关节炎等风湿类疾病，常配以祛风痰之品，有较好的疗效。

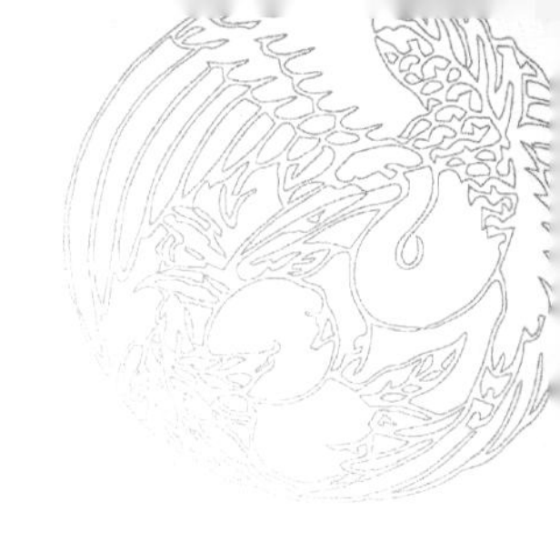

第二节 转 筋 病

转筋是一种以四肢筋脉拘挛作痛为主要表现的病证。其病在筋，由于局部筋脉不柔和而呈现挛急作痛的症状，表现为患者局部手臂或下肢僵直，脉强直而弦。

【经典回顾】

转筋之为病，其人臂脚直，脉上下行，微弦。转筋入腹者，鸡屎白散主之。（三）

鸡屎白散方：

鸡屎白

上一味为散，取方寸匕，以水六合，和，温服。

【辨病思路】

1. 辨转筋病因病机

“转筋”一名首先见于《黄帝内经》，《灵枢·阴阳二十五人》中有云“血气皆少则善转筋，踵下痛”。《诸病源候论·霍乱病诸候·转筋候》中有论“转筋者，由荣卫气虚，风冷气搏于筋故也”。《素问玄机原病式·六气为病》中有“外冒于寒而腠理闭密，阳气郁怫，热内作，热燥于筋，则转筋也”。提示转筋主要是由于阴伤，气血衰少，筋脉失于温煦濡养，加之风冷之气乘虚而入，或血分有热所致，常发于小腿肚，甚则牵连腹部拘急。

2. 辨转筋临床表现

转筋易发生的部位可在臂（上肢）及脚（下肢），然《医宗金鉴》中有云“臂同背，古通用。臂脚直，谓足背强直不能屈伸，是转筋之证也”，认为主要见于下肢。结合临床亦可见，转筋以下肢常见，尤以小腿肚为主。又由于足厥阴肝经循股阴、抵少腹，故转筋之甚者，病邪可循经入腹，出现筋脉挛急，经大腿内侧牵引小腹作痛。

【证治特点】

《神农本草经》中谓鸡屎白“主转筋，利小便”；《素问·腹中论》有鸡屎醴方，用以治疗臌胀，取其下气破积利湿，寓有“急下存阴”之意。可见鸡屎白散主要适用于水湿阻滞、湿浊化热伤阴所致的转筋。

转筋可以发生于多种病证：如霍乱吐利之甚者，由于阴液大伤，筋脉失却柔养所致；肝血不足，肝经受寒，也常见此症，多由于肝之经脉失却温养所致。寒性霍乱引起的转筋，因吐利过多，体液耗伤，阳气大衰，筋脉失于温煦者，可用四逆汤或白通汤救急回阳。

【医案列举】

案 1 患者，女，38 岁。患慢性肾炎 5 年余，先后在市级医院诊断为肾病综合征。近半年，常出现四肢局部肌肉拘挛抽搐，伴发小腹及腰背部疼痛，日趋加剧，昼夜难眠。诊见：除上述症状外，尚有头晕、失眠、心悸、气短、恶心、纳差、小便量少等症，且面部及下肢浮肿，面色苍黄，舌淡胖，边有齿印，苔白厚有津，脉沉弦细。（毛绍芳，刘世恩，2003.鸡屎白散治验 2 则[J].新中医，35（1）：64.）

思考：
（1）本案的临床表现有何特征？
（2）本案的病因病机是什么？
（3）写出具体的处方、用药。

案 2 患者，男，5 岁。患儿人工喂养，体弱多病。3 岁时某天，患儿突然坐地上啼哭，说左脚疼痛，从此经常发作，日趋频繁，持续时间延长，每次均见患儿足趾、足踝、小腿肌肉等部位抽筋，开始仅在左侧，后发展为双侧。2 年来患儿在多家医院诊治，用过大量钙锌制剂，症状无改善。诊见：患儿头发枯萎无光泽，面色萎黄，形体消瘦，肚腹胀大，纳差，大便频数且时干时溏，舌体偏小，质淡，苔白厚，脉细滑数。（毛绍芳，刘世恩，2003.鸡屎白散治验 2 则[J].新中医，35（1）：64.）

思考：
（1）本案的中医诊断、西医诊断及病机是什么？
（2）宜选用何法、何方治疗？
（3）写出具体的处方及用药分析。

案 3 患者，女，66 岁。主诉：阵发性双下肢抽筋 3 个月，加重 1 个月。患者于 3 个月前先开始出现左下肢小腿部抽筋，后渐发展为双下肢小腿部抽筋，呈阵发性，以夜间多发，伴腰脊困痛，夜尿多，余无特殊不适。曾先后到市中心医院、市二院诊治，服用“钙片”“AD 丸”等补钙制剂，均不见明显效果，近 1 个月来，上述症状加重，遂来我院就诊。症见：阵发性双下肢小腿部抽筋，伴腰脊困痛，夜尿多，舌质淡，苔白厚，脉缓。（陈军梅，刘世恩，2007.鸡屎白散治疗老年抽筋症 86 例[J].四川中医，25（5）：58.）

思考：
（1）本案的病因病机是什么？
（2）宜选用何法、何方治疗？
（3）写出具体用药及分析。

案 4 患者，男，50 岁。平素嗜酒，患胃脘疼痛 2 年。经多方治疗不效。刻诊：胃脘疼痛，痞硬，入夜尤甚，不思饮食，形体消瘦，舌苔黄腻，脉沉而弦。（杨长鹏，1986.李西谷老中医治胃脘痛验方[J].四川中医，（1）：21.）

思考：
（1）本案的诊断及病机是什么？
（2）宜选用何法、何方治疗？
（3）写出具体的处方及用药分析。

第三节　阴狐疝气病

阴狐疝气病是一种以阴囊“偏有小大，时时上下”，同时又伴有胀痛及重坠感为主要症状的一类病证，俗称“小肠疝气”，与现代医学中的腹股沟斜疝相类似。

【经典回顾】

阴狐疝气者，偏有小大，时时上下，蜘蛛散主之。（四）
蜘蛛散方：
蜘蛛十四枚（熬焦）　桂枝半两
上二味为散，取八分一匕，饮和服，日再服，蜜丸亦可。

【辨病思路】

1. 辨阴狐疝气病病因病机

阴狐疝气病的发病与厥阴肝经、肾脏、任脉相关，多是由于寒湿凝滞、号哭愤怒、操劳过度、努力负重、气郁急迫；或与小儿先天性缺陷、年老体弱、产后体虚等因素有关，使之气虚下陷，筋肉弛缓，摄纳无权等造成。

因此，在临床上多见气滞寒凝型与气虚下陷型两大类，前者多见于青壮年，后者多见于年老体弱或者先天不足者。

2. 辨阴狐疝气病临床表现

所谓“阴狐疝气”，其中“阴”是指下阴部的病变，“狐疝”指本病出入、上下往来，这种疝气病平卧时缩入腹里，起立走动时则坠入阴囊，有的作痛胀感，有的仅仅感到胀坠而已。正因为此种疝气病或左或右，大小不等，或上或下，出没无时，与狐之情状相类，故名之曰“狐疝”。

大多医家认为本病主要是由于小肠从疝孔脱出，与睾丸本身无关，因此与睾丸肿大之“㿗疝”不同，㿗疝也有偏小偏大，但不时上时下。后世医家也有一部分认为本病是睾丸的本体疾病，现代临床可见如睾丸炎、精索静脉曲张等。临床辨病辨证思路须开拓，不可拘泥于一点。

本病与寒疝亦不同，寒疝乃寒气攻冲之腹痛，与小肠脱出、睾丸肿大无关。

【证治特点】

由于阴狐疝气病主要由于寒湿之邪凝结于厥阴肝经，其轻者仅感坠胀，重者由阴囊牵引少腹剧痛，因此在治疗时应以辛温通利为主，方用蜘蛛散。其中，蜘蛛之性时上时下，通利下焦结气，破瘀消肿，配桂枝辛温，能散厥阴肝经之寒湿气，专散沉寒结疝，但蜘蛛有毒，用之宜慎重。临床亦常用疏肝理气、暖肝散结之药治疗本证，如川楝子、延胡索、青皮、荔枝核、香附、乌药、小茴香、木香等。

本病在临床上多见于气滞寒凝型与气虚下陷型两大类，前者治以疏肝理气、温经散寒；后者治以温肾健脾、补中益气。然狐疝为患，虚实夹杂者多，其病多在气分，气虚者补之、举之，气实者行之、散之，此乃张景岳谓之“治疝必先治气”，意在于此。

【医案列举】

案 1　患者，男，8 个月。患儿生后不久，即发现啼哭时有物降入阴囊，哭闹更甚，哭止可还纳入腹，曾用绷带捆扎，取下复如故。家长恐生他变求余诊治，查：右侧阴囊肿物质软。（吕景斌，1987.蜘蛛散治疗疝气[J].中国社区医师，（7）：27.）

思考：

（1）本案的症状特点是什么？

（2）本病病因病机为何？

（3）写出具体的处方及用药分析。

案 2　患者，男，8 岁。主诉：患阴狐疝已有 6 年。阴囊肿大如小鸡蛋，其色不红，肿物时而偏左，时而偏右，患儿夜卧时肿物入于少腹，至白昼活动时肿物坠入阴囊，而且肿物时有疼痛感觉，几年来曾服一般疏肝解郁、利气止痛等治疝气之药，但肿物依然出没无定，未见效果。患儿平素健康，饮食二便如常，余无所苦，舌苔不黄，舌质不红，脉象弦缓。（彭履祥，张家理，1981.蜘蛛散治阴狐疝验案一例[J].成都中医学院学报，（2）：18.）

思考：
（1）本案的症状特点是什么？
（2）本病病因病机为何？
（3）写出具体的处方及用药分析。

案 3 患者，男，1 岁。患儿 11 个月时，发现右侧阴囊偏大，哭闹时尤剧，卧之则不见，经县医院检查诊为腹股沟疝，动员手术治疗，家属因惧未允，遂延余求治。刻诊：患儿站立时右侧阴囊偏大，胀痛俱作，摸之有一条状物从腹股沟坠入阴囊，卧则平复如常。面色少华，纳食量少，舌苔薄白，指纹淡而细。（傅国光，1986.蜘蛛散加味治愈小儿狐疝一例[J].国医论坛，6（2）：13.）

思考：
（1）本案的诊断及病机是什么？
（2）宜选用何法、何方治疗？
（3）写出具体的处方及用药分析。

案 4 患者，男，20 天。患婴右侧少腹及阴囊肿大，啼哭不休，余将患儿平卧，用手抚推肿物后自行消失。（袁宇华，1986.蜘蛛散治疗小儿腹股沟斜疝——附 55 例临床小结[J].湖南中医杂志，（2）：22-23.）

思考：
（1）本案的诊断及病因病机是什么？
（2）宜选用何法、何方治疗？
（3）写出具体的处方及用药分析。

第四节 蛔 虫 病

《诸病源候论》中有九虫之说，“蛔虫者，是九虫内之一虫也”。蛔虫，有蛔、蛕、长虫、食虫、心虫的别名。《素问·咳论》云：“胃咳之状，咳而呕，呕甚则长虫出。”《灵枢·厥病》谓：“肠中有虫瘕及蛟蛕，皆不可取以小针，心肠痛，侬作痛，肿聚，往来上下行，痛有休止，腹热喜渴，涎出者，是蛟蛕也。”张仲景在《黄帝内经》的基础上，对蛔虫病的证治做了更为具体的讨论，明确提出关于蛔厥的证治方法，为后世医家对本病的认识及发展奠定了基础。

【经典回顾】

问曰：病腹痛有虫，其脉何以别之？师曰：腹中痛，其脉当沉，若弦，反洪大，故有蛔虫。（五）

蛔虫之为病，令人吐涎，心痛，发作有时，毒药不止，甘草粉蜜汤主之。（六）

甘草粉蜜汤方：

甘草二两　粉一两　蜜四两

上三味，以水三升，先煮甘草，取二升，去滓，内粉、蜜，搅令和，煎如薄粥，温服一升，差即止。

蛔厥者，当吐蛔，令病者静而复时烦，此为脏寒，蛔上入膈，故烦。须臾复止，得食而呕，又烦者，蛔闻食臭出，其人当自吐蛔。（七）

蛔厥者，乌梅丸主之。（八）

乌梅丸方：

乌梅三百个　细辛六两　干姜十两　黄连一斤　当归四两　附子六两（炮）川椒四两（去汗）桂枝六两　人参　黄柏各六两

上十味，异捣筛，合治之，以苦酒渍乌梅一宿，去核，蒸之五升米下，饭熟，捣成泥，和药令相得，内臼中，与蜜杵二千下，丸如梧子大，先食饮服十丸。日三服，稍加至二十丸。禁生冷滑臭等食。

【辨病思路】

1. 辨蛔虫病病因病机

蛔虫本寄生于肠内，喜温而恶寒，肠胃虚寒则蛔不安，为避寒就温，故蛔虫扰动，上入其膈，以少阳胆寓相火，故钻入胆道，以致腹痛时作。脏寒痛剧，有碍阳气运行，故手足厥冷。时静时烦，时发时止，是因虫动则发，虫伏则止，暂安而复动。蛔喜得食，闻及食臭则蛔动更甚，窜动上扰，胃气因而上逆，故得食而呕。关于蛔厥者，“此为脏寒”一句概括了蛔厥的主要病机，“蛔上入膈”言明了致使蛔厥的内在因素是“内脏虚寒”。同时由于生冷滑臭之品易诱导体内蛔虫活动，因此在蛔厥的休止期间也应该暂时禁食，否则可导致蛔厥的复发，而出现吐、烦、痛等一系列症状。

2. 辨蛔虫病临床表现

腹痛是蛔虫病的常见症状，但又可见于其他多种疾病当中，正所谓“腹痛不必皆有虫”。因此，张仲景在此提出从脉象特点方面鉴别不同的疾病，“沉若弦”，可以理解为“沉或弦”“沉而弦”。沉主里，弦主寒主痛，腹痛，脉反洪大，可考虑是蛔虫引起的腹痛，因“蛔动气厥”所致。

原文中提到脉象，但不应仅仅局限于脉象，还需要结合望、问、闻，四诊合参；切诊也不仅仅局限于切脉，还需要结合腹部触诊，如此，才能有比较正确的判断。

蛔虫病的主要病证，除了心腹疼痛为主要特点之外，同时又兼有吐涎沫，即吐清水。《灵枢·口问》中所说：“饮食者皆入于胃，胃中有热则虫动，虫动则胃缓，胃缓则廉泉开，故涎下。”在实际临床表现中除了上腹部疼痛，蛔动则痛作、静则痛止，其痛发作有时，以及吐涎沫症状之外，还可能有善饥、厌食、腹胀、大便不调、惊厥、过敏、形体消瘦、面色萎黄等不同的症状表现。

【证治特点】

1. 甘草粉蜜汤治疗蛔虫病腹痛

甘草粉蜜汤主要用于治疗胃虚蛔动证的腹痛，方中用甘草、白蜜甘缓止痛；粉即铅粉，能杀三虫。合而用之，诱使虫食，甘味既尽，毒性旋发，而虫患乃除。又由于铅粉有毒，配伍甘草、白蜜以缓解之；待服药后，蛔虫又可随大量白蜜之润肠通便作用而排出体外，立方用意颇为周到。但因铅粉毒性甚烈，故剂量甚小且不宜多服，故方后注云“差即止”。

亦有某些《金匮要略》的注家认为方中之粉当是米粉，本方不过是甘平安胃缓痛之剂。

临床应用时，如患者已服过杀虫药而有中毒现象者，确可用米粉，借以保护胃气；如蛔虫未杀死而无中毒现象者，则以少量铅粉杂于甘草、白蜜之中诱而杀之，尤为妥当。

2. 乌梅丸治疗蛔厥

乌梅丸方中重用乌梅，《神农本草经》谓其“主下气，除热烦满”，《本草纲目》谓其主“蛔厥吐利”，尤以苦酒渍之，益增其效，为君药。臣以蜀椒辛热下气，温脏驱蛔，黄连苦寒下蛔，清泻肝胆，君臣相配。又以细辛、桂枝、干姜、附子大队辛热之品佐蜀椒温脏祛寒，使蛔虫能安居肠内，不致上窜。黄柏苦寒，佐黄连清泻肝胆相火，且监制大队辛热之品，以免引动相火，消烁津液。厥阴肝主藏血，佐以当归甘辛苦温，补养肝血。如此则寒热并用，苦辛酸并投，药味错杂，气味不和，故又佐以人参甘温，调其中气，加蜜为丸，以蛔得甘则动，略用甘味，从虫所好为引蛔，使之更好地发挥药效，是为反佐。蜜能调和诸药，又为使药。合而成方，共奏温脏安蛔、泻肝安胃之效。

正如柯琴所说：“蛔得酸则静，得辛则伏，得苦则下。”

【医案列举】

案 1 患者，15 岁。腹痛已 3 天而服用驱虫药，服药后腹痛依然不止，逐渐转到右上腹，呈“钻顶”样阵发性剧痛，辗转不安，呻吟叫喊，捧腹切齿，经皮下注射硫酸阿托品 0.5mg 后，呕吐出 1 条蛔虫，腹痛仍不止。（曹照华，1998.甘草粉蜜汤治疗胆道蛔虫症和蛔虫性肠梗阻 15 例[J].中国社区医师，（5）：24-25.）

思考：

（1）本案的中医诊断、西医诊断及病机是什么？

（2）宜选用何法、何方治疗？

（3）写出具体的处方及用药分析。

案 2 患者，女，27 岁。1979 年 2 月 15 日下午突然右上腹钻顶痛，频繁呕吐，吐出蛔虫 10 余条，经西医治疗后疼痛暂时缓解，18 日下午又因疼痛加重，经门诊观察，中西医治疗无效后，收入住院治疗。既往有胆道蛔虫史。入院后体温 36.8℃，脉搏 96 次/分，呼吸 22 次/分，血压 90/60mmHg。呈痛苦病容，面部潮红，呻吟，精神差，皮肤弹性差，眼睑下凹，口唇干燥，巩膜轻度黄染，腹膨隆而软，剑突下压痛，宫底脐上二横指，胎心音 140 次/分，无宫缩及出血。血常规：白细胞总数 11.8×10^9/L，中性粒细胞百分比 78%，嗜酸性粒细胞百分比 1%，淋巴细胞百分比 15%，单核细胞百分比 6%。大便检查找到蛔虫卵。（王泽涵，1984.甘草粉蜜汤治疗妊娠合并胆道蛔虫症[J].新中医，（11）：46.）

思考：

（1）本案的中医诊断、西医诊断及病机是什么？

（2）宜选用何法、何方治疗？

（3）写出具体的处方及用药分析。

案 3 患者，女，47 岁。患者后半夜反酸烧心 1 周余，夜寐易醒，心下烦躁，汗出不止，周身乏力怕冷，舌苔薄黄，质淡红，脉细。患者诉 1 周来情绪不佳，查甲状腺功能未见明显异常。（赵宇栋，谭唱，陆为民，2018.陆为民运用乌梅丸验案举隅[J].湖南中医杂志，34（6）：111-112.）

思考：

（1）本案的中医诊断、西医诊断及病机是什么？

（2）宜选用何法、何方治疗？

（3）写出具体的处方及用药分析。

案 4 患者，男，54 岁。嗳气反酸半年余，服用质子泵抑制剂及促胃肠动力药疗效欠佳。嗳气频频，反酸明显伴口苦，食少腹胀，大便偏稀，舌质淡白，苔黄腻，左关弦，右脉缓。（汪玲羽，张咩庆，连建伟，2017.连建伟运用乌梅丸治验举隅[J].浙江中医杂志，52（1）：51.）

思考：

（1）本案的诊断及病机是什么？

（2）宜选用何法、何方治疗？

（3）写出具体的处方及用药分析。

案 5 患者，女，23 岁。胃痛 1 年余，进食后更甚，伴有嗳气，头顶痛，月经前小腹冷痛，脉弦按之无力，舌暗红，苔白。（陈金鹏，2007.李士懋运用乌梅丸举隅[J].中医杂志，（5）：401-402.）

思考：

（1）本案的诊断是什么？

（2）其病因病机为何？

（3）写出具体的处方及用药分析。

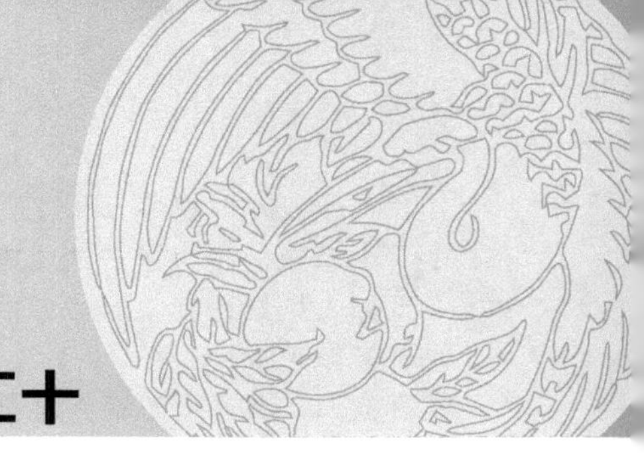

妇人妊娠病脉证并治第二十

证三条　方八首

本篇专论妇女妊娠期间出现的常见疾病。其中八首方剂，一证有方无药，所列方剂的剂型丸散较多，但剂量不大。内容涉及妊娠与癥病的鉴别，癥病漏下，妊娠呕吐、腹痛、下血、小便难、水气、胎动不安、伤胎等疾病的诊断及治疗。

【经典回顾】

师曰：妇人得平脉，阴脉小弱，其人渴，不能食，无寒热，名妊娠，桂枝汤主之。方见下利中。于法六十日当有此证，设有医治逆者，却一月，加吐下者，则绝之。（一）

妇人宿有癥病，经断未及三月，而得漏下不止，胎动在脐上者，为癥痼害。妊娠六月动者，前三月经水利时，胎也。下血者，后断三月，衃也。所以血不止者，其癥不去故也，当下其癥，桂枝茯苓丸主之。（二）

桂枝茯苓丸方：

桂枝　茯苓　牡丹（去心）　桃仁（去皮尖，熬）　芍药各等分

上五味，末之，炼蜜和丸，如兔屎大，每日食前服一丸。不知，加至三丸。

妇人怀娠六七月，脉弦发热，其胎愈胀，腹痛恶寒者，少腹如扇，所以然者，子脏开故也，当以附子汤温其脏。方未见。（三）

师曰：妇人有漏下者，有半产后因续下血都不绝者，有妊娠下血者。假令妊娠腹中痛，为胞阻，胶艾汤主之。（四）

芎归胶艾汤方：一方加干姜一两。胡洽治妇人胞动无干姜。

芎䓖　阿胶　甘草各二两　艾叶　当归各三两　芍药四两　干地黄四两

上七味，以水五升，清酒三升，合煮，取三升，去滓，内胶，令消尽，温服一升，日三服。不差，更作。

妇人怀妊，腹中㽲痛，当归芍药散主之。（五）

当归芍药散方：

当归三两　芍药一斤　茯苓四两　白术四两　泽泻半斤　芎䓖半斤一作三两

上六味，杵为散，取方寸匕，酒和，日三服。

妊娠呕吐不止，干姜人参半夏丸主之。（六）

干姜人参半夏丸方：

干姜　人参各一两　半夏二两

上三味，末之，以生姜汁糊为丸，如梧子大，饮服十丸，日三服。

妊娠小便难，饮食如故，当归贝母苦参丸主之。（七）

当归贝母苦参丸方：男子加滑石半两。

当归　贝母　苦参各四两

上三味，末之，炼蜜丸如小豆大，饮服三丸，加至十丸。

妊娠有水气，身重，小便不利，洒淅恶寒，起即头眩，葵子茯苓散主之。（八）

葵子茯苓散方：

葵子一斤　茯苓三两

上二味，杵为散，饮服方寸匕，日三服。小便利则愈。

妇人妊娠，宜常服当归散主之。（九）

当归散方：

当归　黄芩　芍药　芎䓖各一斤　白术半斤

上五味，杵为散，酒饮服方寸匕，日再服。妊娠常服即易产，胎无苦疾。产后百病悉主之。

妊娠养胎，白术散主之。（十）

白术散方：见《外台》。

白术四分　芎䓖四分　蜀椒三分（去汗）　牡蛎二分

上四味，杵为散，酒服一钱匕，日三服，夜一服。但苦痛，加芍药；心下毒痛，倍加芎䓖；心烦吐痛，不能食饮，加细辛一两，半夏大者二十枚。服之后，更以醋浆水服之；若呕，以醋浆水服之；复不解者，小麦汁服之。已后渴者，大麦粥服之。病虽愈，服之勿置。

妇人伤胎，怀身腹满，不得小便，从腰以下重，如有水气状，怀身七月，太阴当养不养，此心气实，当刺泻劳宫及关元，小便微利则愈。见《玉函》。（十一）

【辨病思路】

1. 辨妊娠与癥病

妇女正常妊娠怀孕与宿有痼疾癥病有不同表现特点，二者鉴别如下：若妇女月经停止未到三个月，忽又漏下不止，同时自觉脐上好像有胎动的感觉，这是宿有癥病为害，是一种疾病状态，而非怀孕妊娠。如若真为怀孕而出现漏下现象，此时也并非真正的胎动，因正常的胎动一般在妊娠5个月左右方出现，且胎动的正常位置应在小腹，非在脐上的位置。

在5个月左右感到胎动，且在停经前的3个月月经是正常的，即可确认为是妊娠。怀孕而下血又有激经、盛胎、漏胎的区别：激经、盛胎下血为有时而出，即有规律下血（激经多由阳虚不足，盛胎多由血盛有余），一般没有其他症状，脉息平和，故不需要治疗；漏胎之下血为无时而下，无规律可循，需要治疗。

2. 辨妊娠期间其他疾病

妊娠六七月时出现脉弦发热，胎胀愈加明显，腹痛恶寒，少腹阵阵作冷，有如吹风的感觉，这是肾阳亏虚，阴寒内盛所致。阳虚阴盛，寒凝气滞，所致其胎愈胀，腹痛。

妇人下血常见的三种症状：一是月经淋漓不断的漏下；二是半产以后下血不止；三是妊娠胞阻下血者。妊娠下血而又腹痛者，即属胞阻。因妊娠时阴血下漏，以致不能入胞养胎，阻其化育，故称胞阻。病机属冲任脉虚，阴血不能内守。冲为血海，任主胞胎，冲任虚损，不能约束经血，故淋漓漏下或半产后下血不止；冲任虚而不固，胎失所系，则妊娠下血，腹中疼痛。

“妊娠小便难”后世称之为“子淋”，与“癃闭”不同，本病“饮食如故”，因此不在中焦而在下焦。以药测证，可知其证由血虚热郁，津液不足所致。妊娠另有转胞一证，也可出现小便难，这是由于孕胎的影响，以致“胞系了戾”。

妊娠水气即后世的“妊娠肿胀”，亦称“子肿”。本证是由胎气影响膀胱气化，水湿停聚所致。水盛则身肿身重；水气阻遏卫阳，则洒淅恶寒；水湿内阻，清阳不升，故起则头眩。

【证治特点】

1. 妊娠期间慎用附子

后世医家认为本品为妊娠忌药、碍胎首药，《张氏医通》中提出“世人皆以附子为坠胎百药长”。

因附子大辛大热有毒，有耗伤津液，损害胎元之可能。因此在临床应用中应当注意以下三点：必须是确属于阳虚阴盛的腹痛才可以使用；若使用应在妊娠中晚期，胎元已稳定再应用；最好与扶正暖宫安胎的人参、党参、白术、艾叶等药物配伍联合使用。

2. 妊娠期间谨慎施治

对于肝脾失调、气血郁滞湿阻所致的妊娠腹痛，治疗用当归芍药散。本方在于养血调肝，渗湿健脾，体现了肝脾两调、血水同治的特点。肝藏血，主疏泄，脾主运化水湿。妊娠时血聚胞宫养胎，因而肝血相对不足，导致肝失调畅而气郁血滞，木不疏土，脾虚失运则生内湿。本方重用芍药以补养肝血，缓急止痛，当归助芍药补养肝血，川芎行血中之滞气，三药调肝；泽泻重用意在渗利湿浊，白术、茯苓健脾除湿，三药治脾。由于方药组成中的川芎为血中之气药，味辛而走窜，因此在治疗妊娠疾病时，用量宜小。诸药配伍使用，肝血足则气条达，脾运健则湿邪除。

妊娠水气病主要由胎气影响膀胱气化，水湿停聚导致，此非脾肾亏虚所致，关键在于气化受阻，出现小便不利，故用葵子茯苓散利水通阳。小便通利，水湿下走；阳气宣通，气化复常，则诸症悉除。“小便利则愈”，即后世叶天士治疗湿温提出“通阳不在温，而在利小便”亦即此意。需要注意的是葵子，即冬葵子，其性滑利，后世列为妊娠慎用药。此处用之，取“有病则病当之”之意，病药相抵。临床应用时须注意：一是服药量不可太大，每次只服用方寸匕；二是不可久服，小便利则宜停服，以免造成滑胎；三是妊娠晚期方可使用，但孕妇素体虚弱或有滑胎史者不宜用本方。

妊娠养胎常用方，当归散治疗血虚而湿热不化，侧重于肝；白术散治疗寒湿逗留，侧重于脾。妇人妊娠后，最需要重视的是肝脾两脏。因胎在母腹，全赖气血以养之。肝血足则胎得养，脾气运健则气血充足。若肝血不足，脾运不健，酝湿酿热，则胞胎失养，肝血不足，因此用当归、芍药补肝养血；配川芎行血中之气，补而不滞；白术健脾除湿；黄芩坚阴清热。诸药合用，使血虚得补，湿热得除，收到邪去胎自安、血足胎得养的效果。后世医家将白术、黄芩视为安胎圣药，盖出于此。但这两味药适宜脾虚失运、湿热内蕴的胎动不安，并非安胎通用之品。

【医案列举】

案 1 患者，女，74 岁。患者主因“间断心前区疼痛 2 年，加重 1 个月”于 2015 年 9 月 21 日入院。1 年前曾行冠状动脉造影检查，明确诊断为冠心病，长期口服冠心病二级预防药物治疗。此次住院期间患者诉失眠 10 余年，入睡困难，服用艾司唑仑每天 2 片，可入睡 1～2 小时，多梦纷纭，甚至彻夜难眠，伴有呃逆，纳呆，双目暗黑，唇暗。舌淡暗，苔薄白，脉沉。（匡武，2016.桂枝茯苓丸治疗顽固性失眠验案 2 则[J].环球中医药，9（10）：1271-1272.）

思考：

（1）本案的诊断及病机是什么？

（2）宜选用何法、何方治疗？

（3）写出具体的处方及用药分析。

案 2 患者，女，23 岁。停经 2 个月，始起胃纳不佳，嗜卧倦怠，头晕恶心，干呕吐涎沫。病延月余，渐至水饮不入，食入则吐。诊见面色苍白，形容憔悴，肌体羸弱，唇舌色淡白，苔白滑，脉细滑。（李武忠，1985.干姜人参半夏汤证治举隅[J].四川中医，（12）：31.）

思考：

（1）本案的病因病机是什么？

（2）宜选用何法、何方治疗？

（3）写出具体的处方及用药分析。

案 3 患者，男，40 岁。腹痛绵绵已 4 年，得热则舒，时吐涎沫，胸脘痞塞不适，食少便溏，肠鸣流辘，矢气则腹痛可暂缓解。脉沉迟，苔白润津多。（李武忠，1985.干姜人参半夏汤证治举隅[J].四川中医，（12）：31.）

思考：

（1）本案的病因病机是什么？

（2）宜选用何法、何方治疗？

（3）写出具体的处方及用药分析。

案 4 患者，女，47 岁。主诉：两颧及额头黄褐斑 2 月余。患者素体气血稍虚，3 个月前家中突遭变故，情志抑郁，悲愤难平，饮食无味，后逐渐出现面部黄褐斑。刻下：患者形体偏瘦，面部色素沉着呈淡褐色，尤以两颧部明显，额部亦作。自述急躁易怒，失眠多梦，纳谷不馨，大便量少不畅，小便色黄。月经 2 个月未至，小腹微胀。舌体偏瘦，舌质略红，舌苔薄黄，脉弦细，左脉见滑象。（刘绍永，傅延龄，2016.当归芍药散加减治疗皮肤病应用举隅[J].环球中医药，9（7）：812-814.）

思考：

（1）本案的中医诊断、西医诊断及病机是什么？

（2）宜选用何法、何方治疗？

（3）写出具体的处方及用药分析。

案 5 患者，女，28 岁。患者产后 20 天，分娩时出血较多，至今恶露淋漓不绝，自汗出，夜寐不安，胃纳欠佳，面色㿠白，气短懒言。苔薄白，脉虚细。（苑淑肖，2010.胶艾汤妇科应用验案举隅[J].浙江中医杂志，45（8）：615.）

思考：

（1）本案的中医诊断、西医诊断及病机是什么？

（2）宜选用何法、何方治疗？

（3）写出具体的处方及用药分析。

案 6 患者，女，32 岁。患者系经产妇，今产后 2 时许，胞衣未能娩出，阴道出血量很少，有时甚至不见出血，腹部显觉增大，按压腹部或子宫部位，有大量血块或血液涌出，血色淡红，小腹微胀，面色㿠白，头晕心悸，神疲气短，汗出肢冷。舌质淡，苔薄白，脉虚弱而涩。（周德清，王乃汉，1997.葵子茯苓散在产后病中的活用实例[J].浙江中医杂志，7（7）：309.）

思考：

（1）本案的中医诊断、西医诊断及病机是什么？

（2）宜选用何法、何方治疗？

（3）写出具体的处方及用药分析。

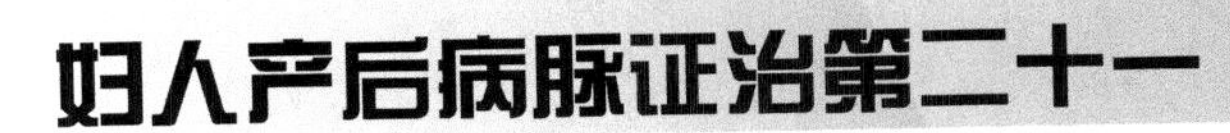

妇人产后病脉证治第二十一

论一首　证六条　方七首

本篇论述妇人产后常见病的证治。首先指出新产妇人有痉病、郁冒、大便难，继而论述产后腹痛、产后中风、烦乱呕逆及下利虚极等疾病的证治。

【经典回顾】

问曰：新产妇人有三病，一者病痉，二者病郁冒，三者大便难，何谓也？师曰：新产血虚，多汗出，喜中风，故令病痉；亡血复汗，寒多，故令郁冒；亡津液，胃燥，故大便难。（一）

产妇郁冒，其脉微弱，不能食，大便反坚，但头汗出。所以然者，血虚而厥，厥而必冒。冒家欲解，必大汗出。以血虚下厥，孤阳上出，故头汗出。所以产妇喜汗出者，亡阴血虚，阳气独盛，故当汗出，阴阳乃复。大便坚，呕不能食，小柴胡汤主之。方见呕吐中。（二）

病解能食，七八日更发热者，此为胃实，大承气汤主之。方见痉病中。（三）

产后腹中㽲痛，当归生姜羊肉汤主之；并治腹中寒疝，虚劳不足。（四）

当归生姜羊肉汤方：见寒疝中。

产后腹痛，烦满不得卧，枳实芍药散主之。（五）

枳实芍药散方：

枳实（烧令黑，勿太过）　芍药等分

上二味，杵为散，服方寸匕，日三服，并主痈脓，以麦粥下之。

师曰：产妇腹痛，法当以枳实芍药散，假令不愈者，此为腹中有干血着脐下，宜下瘀血汤主之。亦主经水不利。（六）

下瘀血汤方：

大黄二两　桃仁二十枚　䗪虫二十枚（熬，去足）

上三味，末之，炼蜜合为四丸，以酒一升，煎一丸，取八合，顿服之。新血下如豚肝。

产后七八日，无太阳证，少腹坚痛，此恶露不尽，不大便，烦躁发热，切脉微实，再倍发热，日晡时烦躁者，不食，食则谵语，至夜即愈，宜大承气汤主之。热在里，结在膀胱也。方见痉病中。（七）

产后风，续之数十日不解，头微痛，恶寒，时时有热，心下闷，干呕汗出。虽久，阳旦证续在耳，可与阳旦汤。即桂枝汤，见下利中。（八）

产后中风发热，面正赤，喘而头痛，竹叶汤主之。（九）

竹叶汤方：

竹叶一把　葛根三两　防风　桔梗　桂枝　人参　甘草各一两　附子一枚（炮）　大枣十五枚　生姜五两

上十味，以水一斗，煮取二升半，分温三服，温覆使汗出。颈项强，用大附子一枚，破之如豆大，煎药扬去沫。呕者，加半夏半升洗。

妇人乳中虚，烦乱呕逆，安中益气，竹皮大丸主之。（十）

竹皮大丸方：

生竹茹二分　石膏二分　桂枝一分　甘草七分　白薇一分

上五味，末之，枣肉和丸，弹子大，以饮服一丸，日三夜二服。有热者，倍白薇；烦喘者，加柏实一分。

产后下利虚极，白头翁加甘草阿胶汤主之。（十一）

白头翁加甘草阿胶汤方：

白头翁二两　黄连　柏皮　秦皮各三两　甘草　阿胶各二两

上六味，以水七升，煮取二升半，内胶令消尽，分温三服。

附方

《千金》三物黄芩汤：治妇人在草蓐，自发露得风，四肢苦烦热。头痛者，与小柴胡汤；头不痛，但烦者，此汤主之。

黄芩一两　苦参二两　干地黄四两

上三味，以水八升，煮取二升，温服一升，多吐下虫。

《千金》内补当归建中汤：治妇人产后虚羸不足，腹中刺痛不止，吸吸少气，或苦少腹中急，摩痛引腰背，不能食饮。产后一月，日得四五剂为善。令人强壮，宜。

当归四两　桂枝三两　芍药六两　生姜三两　甘草二两　大枣十二枚

上六味，以水一斗，煮取三升，分温三服，一日令尽。若大虚，加饴糖六两。汤成内之于火上煖，令饴消。若去血过多，崩伤内衄不止，加地黄六两，阿胶二两，合八味，汤成内阿胶。若无当归，以芎䓖代之；若无生姜，以干姜代之。

【辨病思路】

1. 辨产后常见三病

痉病、郁冒、大便难是妇女产后容易发生的三种病证，主要是由产后亡血伤津、气血不足所致。

产后痉病由于新产失血过多，复加汗出，腠理不固，感受风邪，化燥伤津，以致筋脉失于濡养，拘急成痉，表现为筋脉挛急抽搐，甚至角弓反张、口噤不开等症。本病与第二篇中所论的痉病存在区别，本病为产后亡血伤津，复感风邪，筋脉失养所致，后者由外感风寒、体内津液不足，筋脉失养引起。

郁冒主要由于产后失血，多汗而导致，既伤津血，又损阳气，寒邪乘虚侵袭，郁闭于里，阳气不能伸展外达，反逆而上冲，以头眩目瞀、郁闷不舒为主症。不同于产后血晕，产后血晕以突然发作的头昏眼花、不能坐起、甚则昏厥不省人事为特点，若抢救不及时可导致死亡。

大便难亦由产后失血过汗，损耗津液，血虚津亏导致肠胃失润，传导失司而成。

2. 辨产后伴随疾病

产后腹痛主要由产后血虚、血瘀，甚则与气滞、邪实互结而成。其中血虚里寒的腹痛，当具有腹部绵绵作痛、喜温喜按的特点；产后气血郁滞的腹痛属里实，兼有烦满不得卧的特点；若是由于产后恶露不尽，瘀血凝结于胞宫，干血凝着于脐下，其痛必定在小腹，其症当见小腹疼痛如刺，痛而不胀，拒按，痛处固定不移，按之有块，舌紫暗，或有瘀点瘀斑，脉沉涩。

若产后七八日，无太阳表证，少腹坚硬疼痛，又兼有不大便，烦躁发热，日晡所剧，不食，食则谵语，脉数实等症，乃实热内结于阳明之证。阳明胃实，故发热烦躁，日晡所为甚；腑气不通，故不欲饮食；若勉强进食则更增邪热，热扰神明则谵语；至夜阳明经气衰，因此热轻症减。

产后中风持续不愈，由于产后营卫皆虚，易感风邪，可导致太阳中风表证。临床可持续数十天仍见头痛、恶寒、汗出、时发热，并兼干呕、心下闷等症状，乃产后体虚感邪，正气不能驱邪外出，故病程迁延数十日。

妇人产后耗气伤血，复因哺乳，使阴血更亏，阴血不足，虚热内扰心神，则心烦意乱；热犯于胃则呕逆。

产后阴血不足，又兼下利，更伤其阴，故曰“虚极”。临床亦可见发热腹痛、里急后重、下利脓血等湿热壅滞肠道的症状，且病发于产后，尚有体倦、口干、脉虚等症。

【证治特点】

1.同病异治的体现

产后腹痛可由多种病因引起，针对不同的证型而选取不同的方剂治疗，如血虚里寒的腹痛，当选方用当归生姜羊肉汤以养血补虚，温中散寒。当归生姜羊肉汤中的羊肉取其血肉有情之品的特性，大补气血而不温燥伤血，同时散寒止痛，加用当归养血补虚，生姜温中散寒，体现了《黄帝内经》中“形不足者，温之以气；精不足者，补之以味”的含义。

产后气血郁滞的腹痛属里实，兼有烦满不得卧的特点。且又由于产后失血而血虚为甚，因此气滞尤重于血滞，故以行气散结、和血止痛的枳实芍药散治疗。尤在泾云：“产后腹痛而烦满不得卧，知血郁而成热，且下病而碍上也，与虚寒疠痛不同矣。”

若产后腹痛服用枳实芍药散不效，则是由于产后恶露不尽，瘀血凝结于胞宫，干血凝着于脐下，选方用下瘀血汤，破血逐瘀而治之。服药后，所下之血色如豚肝，是药已中病，瘀血下行的表现。

2. 临床不碍于产后

虽然产后妇女处于气血亏虚、亡血伤津的特殊病理阶段，在临床辨证施治中须谨慎，但切不可碍于产后而错失良机。

在治疗产后郁冒病中，若服用小柴胡汤治疗，胃气恢复，转而能食，这是病情向愈的表现，调理得当则可痊愈。若七八日后又出现发热，此乃未尽的余邪与未消的食滞相抟，化燥成实而致，临床上可能出现如腹部满痛、大便秘结、脉沉实、舌红苔黄厚等表现，则不必拘泥于产后，仍可用大承气汤攻泻实热，荡涤实邪。

又在临床辨证中，不可拘泥于病程的长短，即使病程持续数十日，以及有心下闷，邪有入里之势，但与其表证相比居于次，若见阳旦证，仍主以桂枝汤治疗。

【医案列举】

案1 患者，女，25岁。肇病2天，于产后第10天始见心窝部及少腹持续性疼痛，按之加剧，纳呆，恶心，口苦，便秘2天，溲黄，舌质红，苔浊，脉弦滑有力。（许振宜，1984.大承气汤在产后腹痛的应用[J].福建中医药，（3）：22.）

思考：

（1）本案的诊断及病机是什么？

（2）宜选用何法、何方治疗？

（3）写出具体的处方及用药分析。

案2 患者，女，25岁。产后8天，发热烦躁2天，于1983年3月诊，患者形体壮实，发热，呻吟不已，烦躁不安，口干引饮，口气臭秽，汗出而热不退，腹痛拒按。8天未解大便，无矢气。体温38.5℃，脐周可扪及条索状物，舌红，苔黄燥，脉弦滑数。（陈仕梅，1985.大承气汤治产后发热一得[J].湖南中医学院学报，（3）：23.）

思考：

（1）本案的病因病机是什么？

（2）宜选用何法、何方治疗？

（3）写出具体的处方及用药分析。

案 3　患者，女，31 岁。经行腹痛，经量减少 6 个月，患者以往月经尚正常，近半年经期及周期如前，但经量渐见减少，色黑，有小血块，形体越来越胖，伴经前嘈杂易饥，大便干结，3～4 日一行，胸闷心烦，舌红苔薄。（赵可宁，1995.《金匮要略》治妇人腹痛方药临证举隅[J].国医论坛，（1）：16.）

思考：

（1）本案的中医诊断、西医诊断及病机是什么？

（2）宜选用何法、何方治疗？

（3）写出具体的处方及用药分析。

案 4　患者，女，45 岁。患者从 1982 年开始出现月经过多，虽经中西医多种药物治疗效果均不明显，每次月经要用卫生纸 5 包以上。1986 年 9 月底月经突然如崩，持续不断，B 超探查示子宫略增大，月经一直持续到 10 月 24 日方尽。自诉经期小腹部有坠痛感觉，血块多，疲乏无力，大便干结而 5～6 日一解，诊见舌质淡苔薄，脉沉细而散。（陈果然，1993.仲景下淤血汤治疗妇科病举隅[J].国医论坛，（5）：14.）

思考：

（1）本案的中医诊断、西医诊断及病机是什么？

（2）宜选用何法、何方治疗？

（3）写出具体的处方及用药分析。

案 5　患者，女，23 岁。患者于 8 月 23 日初产一女孩，第 2 天即觉发热。曾作风热感冒治疗而投清热解表药一帖，服后热反加甚，仍见恶风、头痛、微咳、有汗、骨节疼痛、口干、食欲不振、小腹闷痛等。恶露未净，面赤，脉数，舌红，苔薄白。（杨卓群，陈贤，1966.竹叶汤治产后发热的临床体会[J].广东医学（祖国医学版），（4）：43.）

思考：

（1）本案的诊断及病因病机是什么？

（2）宜选用何法、何方治疗？

（3）写出具体的处方及用药分析。

案 6　患者，女，34 岁。每次经前 5～6 日起，自觉心中烦乱不堪，经后 1 日自愈，如此反复已 2 年。经多方治疗，效果甚微。妇科检查未见异常。月经周期正常，量多色红，饮食二便尚可，舌红，苔微黄而干，脉数。（宋健民，1992.竹皮大丸治经前烦乱验案二则[J].国医论坛，（2）：13.）

思考：

（1）本案的诊断及病因病机是什么？

（2）宜选用何法、何方治疗？

（3）写出选方依据的分析。

案 7　患者，女，35 岁。产后 1 周，高热微恶寒，头痛身痛，小腹痛拒按，恶露甚少，伴有紫黑血块，自汗，口渴不欲饮，近 3 天又遭外感内伤食滞，腹痛下痢脓血，赤白相杂，日夜下 10 余次，热势鸣张，口渴喜冷饮，呻吟心烦，胃纳呆，恶心上逆，经当地治疗 5 天。用青霉素、链霉素、庆大霉素、输液、退热剂等，用后热痛缓解一时，嗣后反复如前，颜面潮红，舌质红，苔薄黄，脉弦细数。（马冠英，1989.竹皮大丸治愈产后高热[J].江西中医药，（3）：63.）

思考：

（1）本案的诊断及病因病机是什么？

（2）宜选用何法、何方治疗？

（3）写出具体的处方及用药分析。

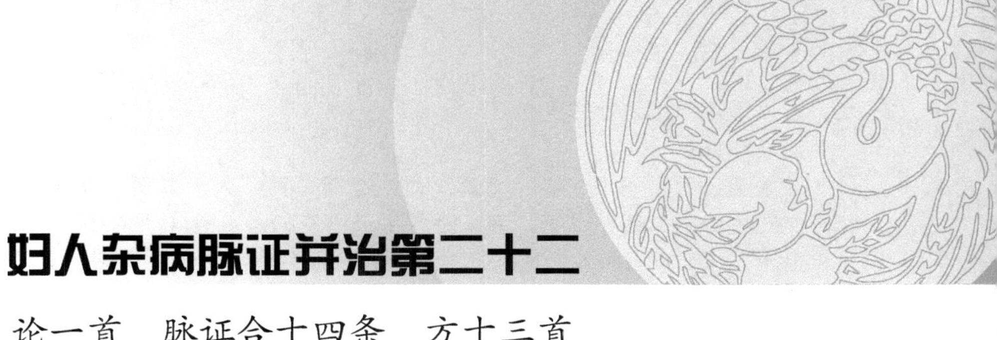

妇人杂病脉证并治第二十二

论一首　脉证合十四条　方十三首

本篇主要是论述妇人杂病的几个方面，如热入血室的治疗，并提出女子若经血不调可以变证百出，但病因不外“虚”“积冷”“结气”三者，应该审慎辨证施治，又提出了脏躁、梅核气、转胞、阴部疾病等多种病证，以及采用一些坐药、外洗药等特殊治疗方法，为后世研究妇人杂病奠定了良好的根基。

【经典回顾】

妇人中风，七八日续来寒热，发作有时，经水适断，此为热入血室，其血必结，故使如疟状，发作有时，小柴胡汤主之。方见呕吐中。（一）

妇人伤寒发热，经水适来，昼日明了，暮则谵语，如见鬼状者，此为热入血室，治之无犯胃气及上二焦，必自愈。（二）

妇人中风，发热恶寒，经水适来，得七八日，热除脉迟，身凉和，胸胁满，如结胸状，谵语者，此为热入血室也。当刺期门，随其实而取之。（三）

阳明病，下血谵语者，此为热入血室，但头汗出，当刺期门，随其实而泻之。濈然汗出者愈。（四）

妇人咽中如有炙脔，半夏厚朴汤主之。（五）

半夏厚朴汤方：《千金》作胸满，心下坚，咽中帖帖，如有炙肉，吐之不出，吞之不下。

半夏一升　厚朴三两　茯苓四两　生姜五两　干苏叶二两

上五味，以水七升，煮取四升，分温四服，日三夜一服。

妇人脏躁，喜悲伤欲哭，象如神灵所作，数欠伸，甘麦大枣汤主之。（六）

甘麦大枣汤方：

甘草三两　小麦一升　大枣十枚

上三味，以水六升，煮取三升，温分三服。亦补脾气。

妇人吐涎沫，医反下之，心下即痞，当先治其吐涎沫，小青龙汤主之。涎沫止，乃治痞，泻心汤主之。（七）

小青龙汤方：见痰饮中。

泻心汤方：见惊悸中。

妇人之病，因虚、积冷、结气，为诸经水断绝，至有历年，血寒积结，胞门寒伤，经络凝坚。

在上呕吐涎唾，久成肺痈，形体损分。在中盘结，绕脐寒疝；或两胁疼痛，与脏相连；或结热中，痛在关元，脉数无疮，肌若鱼鳞，时着男子，非止女身。在下未多，经候不匀，令阴掣痛，少腹恶寒；或引腰脊，下根气街，气冲急痛，膝胫疼烦。奄忽眩冒，状如厥癫；或有忧惨，悲伤多嗔，此皆带下，非有鬼神。

久则羸瘦，脉虚多寒。三十六病，千变万端；审脉阴阳，虚实紧弦；行其针药，治危得安；其虽同病，脉各异源；子当辨记，勿谓不然。（八）

问曰：妇人年五十所，病下利数十日不止，暮即发热，少腹里急，腹满，手掌烦热，唇口干燥，何也？师曰：此病属带下。何以故？曾经半产，瘀血在少腹不去。何以知之？其证唇口干燥，故知

之，当以温经汤主之。（九）

温经汤方：

吴茱萸三两　当归二两　芎䓖二两　芍药二两　人参二两　桂枝二两　阿胶二两　生姜二两　牡丹皮（去心）二两　甘草二两　半夏半升　麦门冬一升（去心）

上十二味，以水一斗，煮取三升，分温三服。亦主妇人少腹寒，久不受胎，兼取崩中去血，或月水来过多，及至期不来。

带下，经水不利，少腹满痛，经一月再见者，土瓜根散主之。（十）

土瓜根散方：阴㿗肿亦主之。

土瓜根　芍药　桂枝　䗪虫各三分

上四味，杵为散，酒服方寸匕，日三服。

寸口脉弦而大，弦则为减，大则为芤，减则为寒，芤则为虚，寒虚相搏，此名曰革，妇人则半产漏下，旋覆花汤主之。（十一）

旋覆花汤方：见五脏风寒积聚篇。

妇人陷经，漏下黑不解，胶姜汤主之。臣亿等校诸本无胶姜汤方，想是前妊娠中胶艾汤。（十二）

妇人少腹满如敦状，小便微难而不渴，生后者，此为水与血并结在血室也，大黄甘遂汤主之。（十三）

大黄甘遂汤方：

大黄四两　甘遂二两　阿胶二两

上三味，以水三升，煮取一升，顿服之，其血当下。

妇人经水不利下，抵当汤主之。亦治男子膀胱满急，有瘀血者。（十四）

抵当汤方：

水蛭三十个（熬）　虻虫三十枚（熬，去翅足）　桃仁二十个（去皮尖）　大黄三两（酒浸）

上四味，为末，以水五升，煮取三升，去滓，温服一升。

妇人经水闭不利，脏坚癖不止，中有干血，下白物，矾石丸主之。（十五）

矾石丸方：

矾石三分（烧）　杏仁一分

上二味，末之，炼蜜和丸，枣核大，内脏中，剧者再内之。

妇人六十二种风，及腹中血气刺痛，红蓝花酒主之。（十六）

红蓝花酒方：疑非仲景方。

红蓝花一两

上一味，以酒一大升，煎减半，顿服一半。未止，再服。

妇人腹中诸疾痛，当归芍药散主之。（十七）

当归芍药散方：见前妊娠中。

妇人腹中痛，小建中汤主之。（十八）

小建中汤方：见前虚劳中。

问曰：妇人病，饮食如故，烦热不得卧，而反倚息者，何也？师曰：此名转胞，不得溺也，以胞系了戾，故致此病，但利小便则愈，宜肾气丸主之。（十九）

肾气丸方：

干地黄八两　薯蓣四两　山茱萸四两　泽泻三两　茯苓三两　牡丹皮三两　桂枝一两　附子一两（炮）

上八味，末之，炼蜜和丸梧子大，酒下十五丸，加至二十五丸，日再服。

蛇床子散方，温阴中坐药。（二十）

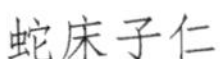

蛇床子仁

上一味，末之，以白粉少许，和令相得，如枣大，绵裹内之，自然温。

少阴脉滑而数者，阴中即生疮，阴中蚀疮烂者，狼牙汤洗之。（二十一）

狼牙汤方：

狼牙三两

上一味，以水四升，煮取半升，以绵缠筯如茧，浸汤沥阴中，日四遍。

胃气下泄，阴吹而正喧，此谷气之实也，膏发煎导之。（二十二）

膏发煎方：见黄疸中。

小儿疳虫蚀齿方：疑非仲景方。（二十三）

雄黄　葶苈

上二味，末之，取腊月猪脂镕，以槐枝绵裹头四五枚，点药烙之。

【辨病思路】

1. 辨妇人热入血室

热入血室的主要依据是妇人在行经期感受外邪，出现月经不调、肝胆不利、心神不宁的症状。此外，妇人虽然不在行经期，但阳明邪热炽盛，迫血妄行，出现下血的，也属于热入血室。

2. 辨妇人情志病

梅核气的临床表现为其咽喉部有一种异样的感觉，好像有肉阻塞的样子，吞不下，吐不出。还可以伴有胸闷叹息等症状，多由于情志不畅，气郁生痰，痰气交阻，上逆于咽喉之间造成。

妇女脏躁，可见喜哭泣，时时悲伤，常作欠伸，这是血虚脏躁、心火扰神所致，同时与平时肝气郁结也有关系。

3. 辨妇人经带不利

妇人经水不利，其中由虚寒夹瘀、半产导致的崩漏之外，尚伴有少腹里急、腹部胀满或刺痛，且拒按等表现，以及傍晚发热或手掌心烦热、口唇干燥等特点。冲任虚寒之漏下症状，主要为陷经，即漏下不止，因寒气凝结而经血色瘀黑。肝经之气血郁滞所致的经水不利，可伴有少腹按痛、月经量少、色紫有块、舌紫暗、脉涩等表现。严重者由于瘀热内结成实，经水不利，可见少腹硬满结痛拒按、脉象沉涩等表现。

妇人带下病可分为湿热和寒湿两大类，经水不通利，而下白物（白带），这是由于子脏干血坚凝成癖而不去，干血不去则新血不荣，月经也不通利。由于蓄泄失其常态，胞宫湿热成为白带，为湿热带下，可见带下量多，黄臭、质黏腻，舌苔黄腻，脉濡数等；若带下清稀，自觉阴中冷等，则为寒湿带下。

4. 辨妇人腹痛

风邪入侵、气滞血凝而致的腹痛以刺痛为主；肝脾失调，兼有水气者除了腹痛的症状外还有小便不利、四肢头面微肿的特点；中焦虚寒者则在腹痛基础上出现喜温喜按，伴面色无华、虚烦心悸、舌质淡红、脉细涩的特点。

【证治特点】

1. 妇人热入血室的治疗

若妇人感受风邪，七八天以后，寒热已止而续来，其寒热发作是有定时的，这种寒热已止而续来、月经适断的情况，并非重新外感风邪，乃是邪与血结于血室。由于血室为肝所主，肝胆为表里，故出现寒热往来如疟状的少阳经症状，方用小柴胡汤，柴胡、黄芩能清肝胆之热，又是和解少阳的主方，可达到清除血室之邪的目的。

若妇人感受寒邪，发热，月经适来，白天神志清楚，晚上说昏话，主要是寒邪化热，乘月经适行、血室空虚之际，而入于血室，并不是表邪未解的太阳病，也不是阳明实证的谵语。病不在上、中二焦而在下焦血室。用药应注意不犯治禁，适当用药治疗，如用小柴胡汤加地黄之类。

若妇人得阳明病，下血、说昏话，如果仅是头部出汗的，在治疗时，当用针刺期门穴以泻实，针刺后出现周身潮润汗出的现象，病可愈。

2. 妇人情志病的治疗

若出现梅核气的表现，辨证属气郁痰凝，选方用半夏厚朴汤；若出现脏躁的表现，辨证属于脏阴不足，虚热内扰之证，选方用甘麦大枣汤治疗。

3. 妇人月经病的治疗

对于虚寒夹瘀的崩漏，用温经汤治疗，阴阳兼顾，虚实并治，温经养血而不留瘀，活血散寒而不伤正。对于冲任虚寒之漏下证，选方用胶姜汤，原文未看到胶姜汤的具体方药，根据方名来看，阿胶、干姜二药已具备补虚、温里、止漏的作用，且林亿等认为其是胶艾汤，按《千金方》的胶艾汤，其中亦有干姜，对本证说来，是可以取用的。对于瘀血阻络的漏下之证，由于其人脉弦而大，可见血瘀阻滞于肝经，故选方旋覆花汤治疗。如产后水与血都结在下焦血室，可见少腹部满而高起，小便困难，宜用大黄甘遂汤，其中大黄下血、甘遂逐水、阿胶安养。关于经水不利，瘀热内结之实证的治法，妇人月经当行而不通利，病势较重者用抵当汤，病势较浅者可用土瓜根散攻逐其瘀。

4. 妇人带下病的治疗

狼牙汤、矾石丸、蛇床子散三方均可治疗妇人前阴白带，但狼牙汤与矾石丸为清热燥湿之品，主治下焦湿热之证；而蛇床子散为苦温燥湿之剂，主治下焦寒湿之证。在用法方面，狼牙汤证有疮痛，故作洗剂用，以利清疮排毒；矾石丸、蛇床子散证无疮痛，故作坐药纳于阴中，专以杀虫止痒，蛇床子散还可以直接温阴中寒冷。

【医案列举】

案 1 患者，女，21 岁。患者近 4 个月来，经水 20 天一潮，经行时兼发高热，并胸满胁胀，甚至呕吐，历 10 天经净后发热始退。每月如此，发热渐次加重：体温高时可至 39℃，迭经诊治无效。初诊已届临经前期，精神不舒，胸闷胁胀，口干鼻燥，头眩目赤，脉象弦数。（姜群英，宗丙华，1998.小柴胡汤治疗妇科疾病举隅[J].江苏中医，19（6）：32.）

思考：

（1）本案的诊断及病因病机是什么？

（2）宜选用何法、何方治疗？

（3）写出具体的处方及用药分析。

案 2 患者，女，25 岁。产后 4 天突然寒战发热，伴头痛口渴，约 1 小时后热退症减，连续 3 天午后发作，曾服西药无效。自述寒热时作，头晕头痛，胸闷脘痞，干呕口苦，小便疼痛，大便调，产后7天恶露量少，乳汁通畅，体温39℃，皮肤无斑疹，舌质淡红，苔薄黄，脉弦数。（姜群英，宗丙华，1998.小柴胡汤治疗妇科疾病举隅[J].江苏中医，19（6）：32.）

思考：

（1）本案的中医诊断、西医诊断及病机是什么？

（2）宜选用何法、何方治疗？

（3）写出具体的处方及用药分析。

案3 患者，女，36岁。外阴瘙痒、变白8年余，间断治疗6年多，其效果不佳。现感外阴干痒，入夜加剧，阴中灼热疼痛，头晕，口干，杂色带下。妇科检查：外阴皮肤粗糙有大量的抓痕，大小阴唇、阴蒂、会阴部变白，阴道分泌物减少。舌红苔少，脉弦细。（高庆超，1996.狼牙汤加味外治女阴硬化苔癣15例[J].中医外治杂志，（2）：43.）

思考：

（1）本案的病因病机是什么？

（2）宜选用何法、何方治疗？

（3）写出具体的处方及用药分析。

案4 患者，女，28岁。素体阳盛，婚后半年，阴道内有气体排出，纳谷不香，脘腹胀满，口干咽燥，大便秘结，小便黄赤，舌质红，苔黄腻，脉滑而有力。（吴标，梁武风，1985.阴吹证治[J].广西中医药，5（1）：22.）

思考：

（1）本案的诊断及病机是什么？

（2）宜选用何法、何方治疗？

（3）写出具体的处方及用药分析。

案5 患者，女，26岁。初产恶露未尽之时过食生冷而发生腹痛已3个月。某医处以加味四物汤后，恶露止，腹痛亦减，尔后腹痛时作，缠绵不休，昨晚突然腹中刺痛，时而增剧而昏厥，随后经至排出少量，瘀血块，腹痛减轻，手足欠温。刻诊：腹痛连及腰胯部，月经时来忽止，患者形体肥胖，面部色青，舌质紫暗，脉弦涩有力。（王明宇，1986.红蓝花酒治疗产后恶露不尽[J].四川中医，（11）：35.）

思考：

（1）本案的诊断及病机是什么？

（2）宜选用何法、何方治疗？

（3）写出具体的处方及用药分析。

案6 患者，女，31岁。自诉白带量多，阴道奇痒，食欲减少，腰酸眩晕。阴道涂片发现滴虫。（胡达坤，1989.蛇床子散治阴道滴虫[J].新中医，（5）：44.）

思考：

（1）本案的中医诊断和西医诊断是什么？

（2）本案的病因病机是什么？

（3）写出具体的处方及用药分析。

案7 患者，女，38岁。3年前出现外阴瘙痒症状，用药后病情仍然反复，近1年症状加重，难以忍受，严重影响睡眠及工作。妇科检查外阴皮肤和黏膜外观正常，白带常规检查无异常，尿糖阴性。（刘虹，2003.蛇床子散治疗严重外阴瘙痒症1例[J].解放军护理杂志，20（5）：24.）

思考：

（1）本案的病因病机是什么？

（2）宜选用何法、何方治疗？

（3）写出具体的处方及用药分析。